Priya Vijay Thakkar
Amol Beldar
Merekhna Raghavan

Conceitos recentes na terapia de modulação do hospedeiro

Priya Vijay Thakkar
Amol Beldar
Merekhna Raghavan

Conceitos recentes na terapia de modulação do hospedeiro

Imprint

Any brand names and product names mentioned in this book are subject to trademark, brand or patent protection and are trademarks or registered trademarks of their respective holders. The use of brand names, product names, common names, trade names, product descriptions etc. even without a particular marking in this work is in no way to be construed to mean that such names may be regarded as unrestricted in respect of trademark and brand protection legislation and could thus be used by anyone.

Cover image: www.ingimage.com

This book is a translation from the original published under ISBN 978-3-659-92295-4.

Publisher:
Sciencia Scripts
is a trademark of
Dodo Books Indian Ocean Ltd. and OmniScriptum S.R.L publishing group

120 High Road, East Finchley, London, N2 9ED, United Kingdom
Str. Armeneasca 28/1, office 1, Chisinau MD-2012, Republic of Moldova, Europe
Managing Directors: Ieva Konstantinova, Victoria Ursu
info@omniscriptum.com

Printed at: see last page
ISBN: 978-620-2-73695-4

Índice

INTRODUÇÃO

A doença periodontal é uma doença infecciosa crónica comum do periodonto e é considerada uma das principais causas de perda de dentes[1]. As estratégias de tratamento da doença periodontal baseiam-se na ideia de que as bactérias da placa bacteriana e os seus produtos são os principais mediadores da destruição dos tecidos nos indivíduos afectados. Por isso, a remoção mecânica da placa bacteriana e do cálculo das superfícies dentárias, ou seja, a destartarização e o alisamento radicular, é considerada o tratamento padrão para a periodontite crónica, em relação ao qual os outros tratamentos são comparados. As terapias antimicrobianas locais e sistémicas e o desbridamento mecânico são uma das principais estratégias de tratamento periodontal, mas estas estratégias de tratamento não conseguiram inibir ou bloquear a destruição dos tecidos periodontais mediada pela resposta do hospedeiro.

Não há dúvida de que as bactérias da placa bacteriana são necessárias para o início da doença e para o processo inflamatório crónico, mas a sua presença, por si só, explica apenas uma proporção relativamente pequena (20%) da variação na expressão da doença[2]. Reconhece-se agora que a maior parte da destruição dos tecidos moles e duros associada à doença periodontal é o resultado da ativação da resposta imuno-inflamatória do hospedeiro ao desafio bacteriano. Esta resposta é essencialmente protetora, destinada a combater a infeção bacteriana e a impedir a penetração bacteriana nos tecidos. Nas pessoas susceptíveis à periodontite, estes mecanismos de defesa primários controlam a infeção e a inflamação crónica (ou seja, a gengivite crónica) pode persistir indefinidamente. Em *indivíduos susceptíveis*, no entanto, os eventos inflamatórios estendem-se apical e lateralmente para atingir os tecidos conjuntivos e o osso alveolar. O epitélio juncional prolifera, torna-se cada vez mais permeável e ulcerado, acelerando a penetração das bactérias e dos seus produtos, e a inflamação agrava-se.

O mecanismo biológico subjacente a esta resposta é caracterizado pela expressão de células endoteliais e de adesão intercelular e pela produção de mediadores inflamatórios derivados do hospedeiro, incluindo citocinas (IL, TNF a, PGE2 e MMPs) e lípidos por neutrófilos, monócitos, linfócitos e fibroblastos. O nível destes mediadores inflamatórios nos tecidos periodontais é equilibrado por citocinas anti-inflamatórias e enzimas do sistema imunitário do hospedeiro, que, em última análise, funciona para eliminar a carga.

A variabilidade na resposta do hospedeiro resulta também de factores de risco adquiridos e ambientais, como a diabetes mellitus, o tabagismo e o stress, bem como de caraterísticas herdadas geneticamente, como os polimorfismos no gene da interleucina (IL10), que podem acentuar a resposta inflamatória do hospedeiro ao desafio bacteriano e, em última análise, a suscetibilidade à doença[3].

Esta mudança de paradigma, com a sua ênfase na resposta do hospedeiro, levou ao desenvolvimento de terapias de modulação do hospedeiro (HMT). O conceito de modulação do hospedeiro tem sido universalmente implementado pelos médicos há algumas décadas no tratamento de doenças crónicas como a artrite reumatoide e a osteoporose. Embora Paul Goldhaber e Max Goodson tenham implicado pela primeira vez os metabolitos do ácido araquidónico como importantes mediadores inflamatórios da perda óssea na periodontite nos anos 70, o conceito de modulação do hospedeiro em medicina dentária foi introduzido por William e Golub em 1990. Estes autores concluíram que existem provas convincentes, provenientes de ensaios em animais e humanos, de que os agentes farmacológicos que modulam as respostas do hospedeiro que se pensa estarem envolvidas na patogénese da destruição periodontal podem ser eficazes no abrandamento da progressão da doença periodontal[4]. A melhoria dos resultados terapêuticos permite uma gestão mais previsível dos pacientes e pode mesmo servir como agentes preventivos contra o desenvolvimento da periodontite.

A ideia é ajudar o hospedeiro a combater os agentes infecciosos, complementando o mecanismo de defesa natural inerente para modificar a sua resposta, alterando o curso do agente inflamatório, modificando profundamente ou desregulando os aspectos destrutivos da resposta do hospedeiro e aumentando as respostas protectoras ou regenerativas. A HMT não é invasiva, tem menos efeitos secundários e não requer métodos complicados. A HMT pode ser combinada com terapias periodontais tradicionais que reduzem a carga bacteriana, como a PRS, para formar uma estratégia de tratamento abrangente para a periodontite. Por conseguinte, a utilidade clínica da modulação terapêutica da resposta do hospedeiro no tratamento da doença periodontal é analisada sob os seguintes títulos: modulação das MMPs da matriz do hospedeiro , modulação do metabolito do ácido araquidónico, modulação da citocina do hospedeiro, modulação da remodelação óssea, modulação do óxido nítrico e outros agentes de HMT.

1 TERAPIA MODULADORA DO HOSPEDEIRO

DEFINIÇÃO

A terapia de modulação do hospedeiro (HMT) é um conceito de tratamento que visa reduzir a destruição dos tecidos e estabilizar, ou mesmo regenerar, o periodonto, modificando ou regulando em baixa os aspectos destrutivos da resposta do hospedeiro e regulando em alta as respostas protectoras ou regenerativas.

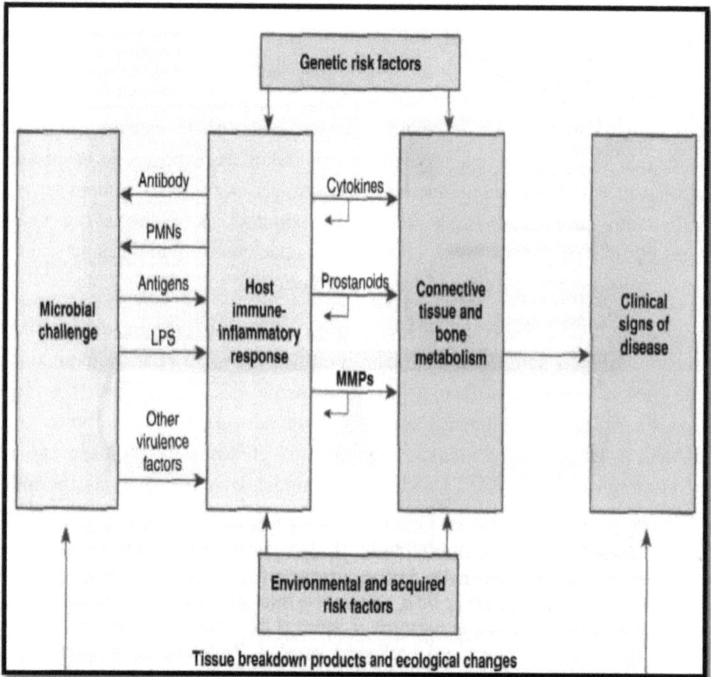

Figura 1: Ilustração esquemática da patogénese da periodontite.
O desafio microbiano apresentado pelas bactérias da placa subgengival leva a uma

resposta imune inflamatória do hospedeiro ( ) nos tecidos periodontais, caracterizada pela produção excessiva de citocinas inflamatórias (interleucinas, fator de necrose tumoral), prostanóides (prostaglandina E2) e enzimas, incluindo metaloproteinases da matriz (MMPs). Estes mediadores pró-inflamatórios são responsáveis pela maior parte da degradação periodontal que ocorre, conduzindo aos sinais e sintomas clínicos da periodontite. O processo é modificado por factores de risco ambientais (por exemplo, o tabagismo) e adquiridos (por exemplo, doenças sistémicas) e pela suscetibilidade genética[5].

RAZÃO DE SER

Os HMTs são fármacos administrados sistémica ou localmente que são prescritos como parte da terapia periodontal e são utilizados para complementar os tratamentos periodontais convencionais, como a destartarização e o alisamento radicular (SRP) e a cirurgia. O interesse na potencial aplicação de HMTs no tratamento da periodontite foi estimulado por uma melhor compreensão da patogénese periodontal e pela consciência da importância da resposta do hospedeiro na suscetibilidade e progressão da doença. As HMTs oferecem a possibilidade de levar as estratégias de tratamento da periodontite a um novo nível. Historicamente, o tratamento tem-se centrado na redução do desafio bacteriano através da utilização de PRS, da melhoria da higiene oral e da cirurgia periodontal. No entanto, os resultados do tratamento convencional desta doença crónica nem sempre são previsíveis ou estáveis.

A saúde e a doença periodontal podem ser vistas como um equilíbrio entre

(1) Uma carga bacteriana persistente e eventos pró-inflamatórios destrutivos
(2) Resolver a inflamação e desregular os processos destrutivos.

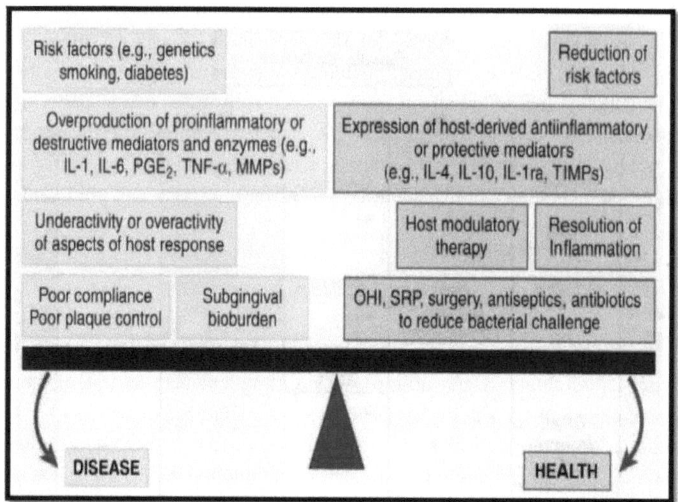

Figura 2: Equilíbrio periodontal. O equilíbrio entre doença e saúde.

A resposta do hospedeiro é responsável pela maior parte da degradação tecidual que ocorre, levando aos sinais clínicos da periodontite. Os HMTs oferecem a possibilidade de modular ou reduzir esta destruição, *tratando* certos aspectos da resposta inflamatória crónica. Os HMTs não "desactivam" os mecanismos de defesa normais ou a inflamação; pelo contrário, melhoram os processos inflamatórios excessivos ou patologicamente elevados para aumentar o potencial de cicatrização de feridas e a estabilidade periodontal. Foram avaliadas várias classes de medicamentos como agentes moduladores do hospedeiro, incluindo anti-inflamatórios não esteróides (AINEs), bisfosfonatos, tetraciclinas, proteínas da matriz do esmalte, factores de crescimento e proteínas morfogénicas ósseas.

METABOLITOS DO ÁCIDO ARAQUIDÓNICO

O AA é um ácido gordo poli-insaturado de 20 carbonos libertado dos fosfolípidos da membrana celular após lesão ou estímulo dos tecidos pela ação da fosfolipase A_2 e dos metabolitos através da ciclo-oxigenase (COX). O AA livre é metabolizado pelas vias da ciclo-oxigenase (COX) ou da lipoxigenase (LO). O AA é oxidado enzimaticamente pela COX para formar intermediários cicloendoperóxidos instáveis (PGG2 e PGH2) que conduzem à síntese de prostanóides (prostaglandinas, prostaciclina e tromboxano). Este processo é conhecido como a cascata AA (Figura 3).

A enzima COX tem duas isoformas, a COX-1 é uma enzima constitutiva expressa na maioria das células e tecidos, e parece ser um componente essencial da homeostase dos tecidos. A COX-2, por outro lado, representa uma isoforma individual localizada principalmente em tecidos inflamados[6] e é regulada por IL-10, TNFa, bactérias e lipopolissacárido (LPS)[7], nicotina[8], contacto célula-célula e stress mecânico[9]. As células estimuladas por citocinas como a IL-10 ou o LPS são capazes de sintetizar rapidamente a COX-2 a partir de ARNm pré-existente e traduzir novas transcrições de COX-2, resultando numa libertação prolongada de COX-2 sem induzir a biossíntese de COX-1.

Certos prostanóides têm propriedades pró-inflamatórias e têm sido associados a processos destrutivos em doenças inflamatórias. No osso, a PGE2 estimula a reabsorção óssea. Este efeito está associado a níveis elevados de (CAMP) cisteína adenosina monofosfato no osso e a um elevado número de osteoclastos que apresentam uma atividade aumentada mobilidade ácida, a PGE_2 é um potente indutor da secreção de MMP pelos monócitos e fibroblastos para desencadear a destruição do CT. A PGE2 interage sinergicamente com a IL-1 e o TNF a para reforçar o efeito destas moléculas. Na doença periodontal, a PGE_2 tem sido amplamente correlacionada com a inflamação e a reabsorção óssea. A PGE2 é facilmente detectada no FGC e está aumentada 2 a 3 vezes na gengivite e na periodontite, em comparação com o estado de saúde, e 5 a 6 vezes no período de progressão ativa da doença, conforme determinado pela perda longitudinal de inserção[10].

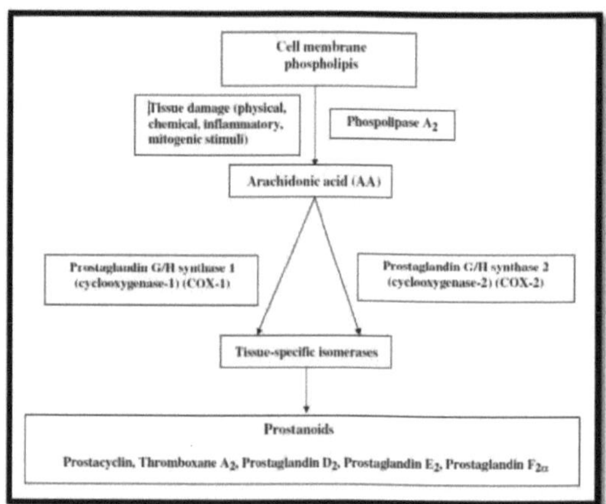

Figura 3: Transformação metabólica do ácido araquidónico (AA) que conduz à síntese de prostanóides através das vias da ciclo-oxigenase-1 (COX-1) e da ciclo-oxigenase-1 (COX-2).

SÍNTESE DE PROSTANÓIDES

Os prostanóides são moléculas lipídicas bioactivas ubíquas derivadas do ácido araquidónico, um ácido gordo insaturado com 20 carbonos.

Os prostanóides são sintetizados em três fases:

I. Mobilização de um substrato de ácido gordo, geralmente ácido araquidónico, a partir de fosfolípidos membranares, através da ação da fosfolipase A2,

II. a **formação de** prostaglandina H_2 a partir do ácido araquidónico pela ciclo-oxigenase, e

III. A conversão da prostaglandina H_2 em prostanóides específicos pela ação de várias prostaglandinas sintases, gerando cinco prostanóides bioactivos primários, incluindo a prostaglandina D2, a prostaglandina E2, a prostaglandina F2a, a prostaglandina I2 (prostaciclina) e o tromboxano A_2 (Figura 4).

Desde 1971, quando Vane demonstrou que o mecanismo dos efeitos anti-inflamatórios dos anti-inflamatórios não esteróides dependia da inibição da síntese de prostaglandinas, numerosos estudos têm-se centrado na ciclo-oxigenase para desenvolver fármacos anti-inflamatórios[11]. No início dos anos 90, foi revelado que existiam dois tipos de ciclo-oxigenase, a ciclo-oxigenase-1 e a ciclo-oxigenase-2.[6]

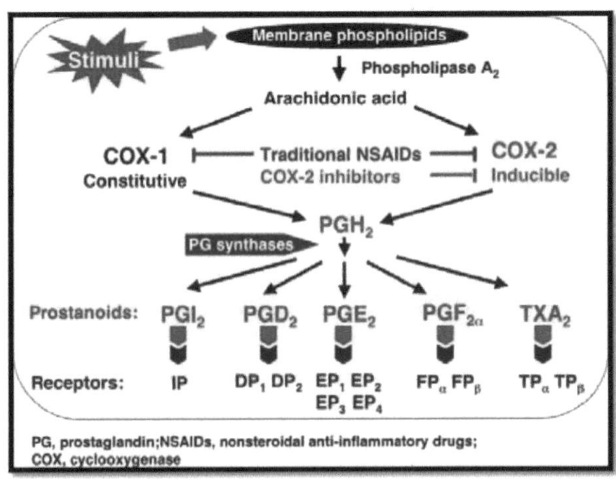

Figura 4: Via de síntese de prostanóides.
COX-1, ciclo-oxigenase-1; COX-2, ciclo-oxigenase-2; PG, prostaglandina; PGH_2, prostaglandina H2; PGI2, prostaglandina I2; PGD2, prostaglandina D2; PGE2, prostaglandina E2; PGF2a, prostaglandina F2a; TXA2, tromboxano A2.

A ciclo-oxigenase 1 (COX-1) é continuamente expressa e desempenha um papel importante em funções fisiológicas, incluindo a citoprotecção gástrica. A ciclo-oxigenase 2 (COX-2) é induzível, regulada por citocinas pró-inflamatórias, e pensa-se que está envolvida na inflamação[7].

Foram registados níveis elevados de PGE2 e outros metabolitos de AA no FGC e nos tecidos periodontais em pacientes com gengivite, periodontite e peri-implantite [8,9]. As concentrações médias de PGE2 crevicular também estão significativamente elevadas em pacientes com progressão da doença em comparação com indivíduos periodontalmente estáveis. Uma abordagem proposta para modular a resposta do hospedeiro é inibir as enzimas responsáveis pela libertação destes produtos destrutivos.

MODULAÇÃO DOS METABOLITOS DE AA PELOS ANTI-INFLAMATÓRIOS NÃO ESTERÓIDES (NSAIDS)

Os anti-inflamatórios não esteróides (AINEs) foram uma das primeiras estratégias farmacológicas descritas para bloquear os processos inflamatórios nos tecidos periodontais e noutras partes do corpo. Os AINEs podem ser agentes moduladores do hospedeiro administrados sistémica ou localmente.

Os AINEs inibem a formação de prostaglandinas, em particular a prostaglandina E2 (PGE2), produzida por neutrófilos, macrófagos, fibroblastos e células epiteliais gengivais em resposta à presença de lipopolissacarídeo (LPS), um componente da parede celular de bactérias gram-negativas. A PGE2 também inibe a função dos fibroblastos, o que tem efeitos inibitórios e moduladores da resposta imunitária. Os AINEs inibem a formação de prostaglandinas, bloqueando a via da ciclo-oxigenase do metabolismo do ácido araquidónico. São utilizados para reduzir a inflamação dos tecidos e a dor, e estão indicados numa variedade de doenças inflamatórias crónicas.

O facto de os AINEs poderem suprimir a reabsorção do osso alveolar sugere que a síntese de metabolitos de AA pode representar uma via reguladora crítica para bloquear potencialmente a progressão da doença periodontal. A maioria dos AINEs são ácidos orgânicos fracos que inibem seletivamente (COX-2) e não seletivamente (COX-1) a síntese de metabolitos AA, bloqueando a produção de prostaglandinas, tromboxano e prostaciclina[12].

O PAPEL DOS NSAIDS NO CONTROLO DA PROGRESSÃO DA DOENÇA PERIODONTAL :

Vane e colegas em 1971[11] descobriram que a aspirina e outros medicamentos semelhantes à aspirina (AINE) inibiam os produtos metabólicos do ácido araquidónico. Uma vez que o ácido araquidónico e os seus metabolitos desempenham um papel tão importante na progressão da doença, pensou-se que os AINEs poderiam ser úteis no eventual tratamento da doença.

Estes são

1) Compostos de pirazolona - Indometacina, fenilbutazona e tolmetina.
2) Derivados do ácido fenilpropiónico - Ibuprofeno, fenoprofeno, cetoprofeno, flurbiprofeno e naproxeno.
3) Oxicams - Nomeadamente piroxicam.

As provas disponíveis até à data de que os AINEs podem inibir o processo da doença periodontal provêm de estudos em modelos animais que utilizam tanto a doença periodontal induzida por ligaduras como a doença periodontal natural. Estudos em humanos também indicam que os AINEs podem reduzir o processo da doença periodontal.

ESTUDOS SOBRE ANIMAIS

Lasfargues e Saffar em 1983[13] compararam os efeitos da indometacina sistémica e da calcitonina na reabsorção óssea num modelo experimental de periodontite em 24 hamsters durante 12 semanas. A indometacina reduziu a perda óssea em 28% e o número de osteoclastos em 55%, mas não a um grau clinicamente significativo. A calcitonina reduziu significativamente a perda óssea e o número de osteoclastos para níveis de controlo.

Williams et al em 1987[14] avaliaram os efeitos do flurbiprofeno sistémico combinado com o tratamento cirúrgico ou não cirúrgico da doença periodontal natural em 12 cães beagle durante 12 meses. 6 cães receberam diariamente flurbiprofeno sistémico 0,02mg/kg e 6 cães receberam placebo. A administração diária de flurbiprofeno reduziu significativamente a taxa de perda óssea em 66-91% aos 3, 6, 9 e 12 meses, tanto nos animais tratados cirurgicamente como nos não-cirúrgicos. A taxa de perda óssea não foi reduzida nos animais tratados com placebo.

Jeffcoat et al, em 1986[15] continuaram o estudo de Willams et al (1984) durante um período de 6 meses após a retirada do flurbiprofeno. A redução da taxa de perda óssea observada nos animais tratados com flurbiprofeno manteve-se durante 3 meses, mas desapareceu 6 meses após a interrupção do tratamento com flurbiprofeno.

Williams et al, em 1989 [16], estudaram os efeitos do gel tópico de flurbiprofeno na perda óssea alveolar utilizando o modelo experimental de periodontite em 12 cães beagle durante 13 meses. Após um período de pré-tratamento de 6 meses, 6 cães foram tratados diariamente com 0,3 mg de flurbiprofeno aplicado suavemente na margem gengival em 1 ml de gel veículo. 6 cães não tratados serviram de controlo. A taxa de perda óssea foi significativamente reduzida em 71% em relação à linha de base nos cães tratados com flurbiprofeno durante um período de tratamento de 7 meses. Nos cães de controlo, a taxa de perda óssea durante o período de tratamento não se alterou significativamente em relação à linha de base, a taxa foi elevada em 38%.

Howell et al em 1990[17] estudaram o efeito do naproxeno sistémico na perda óssea alveolar num modelo experimental de periodontite em 12 cães beagle durante 7 meses. Após um período de pré-tratamento de 6 meses, 5 cães receberam diariamente 2mg/kg de naproxeno durante o primeiro mês, a dose foi reduzida para 0,2mg/kg durante os 6 meses seguintes devido à intolerância a 10mg/kg de naproxeno.

Naproxeno em beagles. 6 cães foram tratados com cápsulas de placebo. Nos cães de controlo não tratados, durante o período de tratamento, a taxa de perda óssea aumentou em comparação com o período anterior ao tratamento. A taxa de perda óssea nos cães tratados com naproxeno diminuiu significativamente após 4 meses de tratamento (0,23 ±0,13% por mês). Após 7 meses de tratamento, a taxa de perda óssea nos cães tratados com naproxeno, embora reduzida, não era significativamente inferior à taxa inicial.

Kornman et al em 1991[18] avaliaram os efeitos do ibuprofeno tópico e do ácido meclofenâmico na perda óssea alveolar, gengivite, microbiota subgengival e resposta dos leucócitos polimorfonucleares gengivais utilizando um modelo experimental de periodontite em 18 macacos Macaca fascicularis durante 20 semanas. 18 macacos foram divididos em 3 grupos e tratados com ibuprofeno a 8%, ácido meclofenâmico a 5% ou placebo aplicados topicamente 5 dias por semana durante 20 semanas. Verificou-se uma perda de densidade óssea nos animais de controlo. Não se observou qualquer alteração da densidade nos animais tratados com ibuprofeno e observou-se um aumento significativo da densidade óssea nos macacos tratados com ácido meclofenâmico. Ambos os AINEs inibiram a perda óssea, os PMNL sulcais foram significativamente mais elevados nos animais tratados com ácido meclofenâmico. Todas estas alterações foram observadas na ausência de qualquer efeito sobre a gengivite.

Li et al em 1996[19] avaliaram o efeito de cremes de cetoprofeno na doença periodontal experimental em macacos rhesus Macacamulatta. Duas formulações contendo cetoprofeno (1%) com ou sem vitamina E foram avaliadas em comparação com controlos adequados (8 macacos por grupo). Após um período de pré-tratamento de 2 semanas, os cremes foram administrados na gengiva uma vez por dia a uma taxa de 1,8 ml por macaco durante 6 meses. O grupo do creme de cetoprofeno apresentou um ganho ósseo aparente de 0,28 ± 0,41 mm e 0,47 mm por local aos 3 e 6 meses, respetivamente, em comparação com o grupo do placebo (1,96 - 0,48 e 1,400,56 mm por local aos 3 e 6 meses). Registou-se uma supressão significativa do GCF - LTB_4 por ambas as formulações de cetoprofeno ao fim de 1 mês e do GCF - PGE_2 ao fim de 2 e 3 meses.

Gurgel De Vasconcelos et al, em 2004[20] , estudaram os efeitos do meloxicam sistémico na perda óssea alveolar durante a periodontite experimental em ratos e concluíram que a administração de meloxicam resultou numa redução significativa da perda óssea alveolar em comparação com os controlos e que não se esperava qualquer efeito residual após a sua retirada.

ESTUDOS EM HUMANOS :

Waite, em 1981 [21], estudou o estado periodontal de 22 indivíduos que tinham tomado AINEs durante mais de um ano. Um grupo de 22 trabalhadores de escritório serviu de controlo. Verificou-se que o grupo de teste tinha valores de índice gengival significativamente mais baixos e bolsas mais superficiais do que o grupo de controlo. Também se registou uma tendência para uma menor perda de inserção no grupo de teste [14].

Jeffcoat em 1988[22] estudou os efeitos a curto prazo do flurbiprofeno sistémico para o tratamento da periodontite refractária em 15 pacientes durante 2 meses. Os doentes foram aleatorizados para receberem placebo ou 50 mg de flurbiprofeno b.i.d. durante um período de 2 meses. No final dos 2 meses, havia significativamente menos sítios de perda óssea radiográfica no grupo do flurbiprofeno do que no grupo do placebo (26% versus 49,0% P<0,01). O grupo do flurbiprofeno tinha significativamente mais locais que estavam a ganhar osso.

Johnson em 1990[23] avaliou a eficácia do naproxeno sistémico no tratamento da gengivite em 114 pacientes durante 30 dias. Os doentes receberam 500 mg de naproxeno por via oral ou placebo durante 30 dias. O índice gengival, o índice de sangramento do sulco modificado e o índice de placa foram registados na linha de base, no dia [28] e no dia (30). No dia [28], foi efectuada uma profilaxia oral completa. Quando as medições do índice no dia 28 [dia] foram comparadas com a linha de base , o medicamento não teve qualquer efeito significativo nas pontuações do índice de placa ou na inflamação gengival. Estatisticamente, o naproxeno melhorou a resolução da inflamação gengival após a remoção da placa microbiana.

Reddy et al em 1993[24] estudaram a eficácia do Meclomen sistémico no tratamento da periodontite refractária em 22 indivíduos durante 6 meses. Depois de uma destartarização completa da boca e do alisamento radicular, os indivíduos foram distribuídos aleatoriamente por um grupo placebo ou por um grupo que recebeu 50 ou 100 mg de Meclomen duas vezes por dia durante 6 meses. O grupo placebo teve uma perda óssea média de 0,42 ± 0,06 mm e os grupos de dose baixa e alta (50 ou 100 mg de Meclomen bid) tiveram um ganho ósseo médio de 0,07 +/- 0,05 e 0,20 ± 0,07 mm, respetivamente.

Jeffcoat em 1995[25] comparou o cetorolac tópico, o flurbiprofeno sistémico e o placebo na inibição da perda óssea alveolar na periodontite do adulto em 55 pacientes durante 6 meses. O cetorolac em bochechos preservou mais osso alveolar do que o flurbiorofeno sistémico nas doses utilizadas.

Em 2005, Sekino e Salvi [26,27] realizaram um ensaio clínico cruzado em 11 indivíduos para avaliar o efeito da administração sistémica de ibuprofeno na gengivite e na formação de nova placa bacteriana. Concluíram que o ibuprofeno administrado por via sistémica tem um efeito na gengivite, mas não na formação de placa bacteriana de novo.

CONCLUSÃO

Estudos que vão desde modelos animais a ensaios clínicos em humanos apoiam a hipótese de que a inibição dos metabolitos locais do ácido araquidónico pelos AINEs atrasa a progressão da doença periodontal, prevenindo ou limitando a perda de osso alveolar. Vários AINEs foram examinados em ensaios clínicos para comprovar a sua eficácia. O principal resultado dos estudos com AINEs tem sido geralmente a perda de osso alveolar. No entanto, a perda óssea alveolar só tem sido apresentada como uma taxa ou percentagem. Um resumo descritivo dos dados indica que os fármacos anti-inflamatórios podem desempenhar um papel no tratamento de formas agressivas e crónicas de periodontite através do seu efeito na perda óssea alveolar.

Não foi observado qualquer efeito claro nos resultados secundários (por exemplo, redução da profundidade de sondagem e inflamação gengival). Como os AINEs podem estar associados a um aumento do tempo de hemorragia e ulceração gástrica, devem ser prescritos com precaução. São necessários estudos multicêntricos em grande escala para avaliar os AINEs antes de se poder fazer uma indicação clara para a sua utilização no tratamento da doença periodontal.

2 METALOPROTEINASE DA MATRIZ (MMPS) E MODULAÇÃO DA MMPS

As metaloproteinases de matriz (MMPs) são uma família de endopeptidases dependentes de cálcio e zinco responsáveis por uma série de eventos fisiológicos (por exemplo, remodelação de tecidos duros e moles, erupção dentária, cicatrização de feridas e imunidade, angiogénese) e processos destrutivos patológicos (por exemplo, progressão/metástase de tumores, fibrose, reabsorção óssea, artrite reumatoide, doença periodontal, etc.). As MMP foram descritas pela primeira vez por Jerome Gross e Charles Lapiere em 1962[28,29] que observaram a sua atividade enzimática, nomeadamente a degradação da tripla hélice de colagénio. A sua principal função é catalisar a degradação de proteínas na membrana plasmática da célula ou na matriz extracelular[28,29].

A matriz extracelular é constituída por proteínas colagénicas e não colagénicas. Para que a colagenase possa aceder ao substrato de colagénio, os proteoglicanos e a fibronectina devem ser previamente eliminados pela ação de MMPS específicas, como a estromelisina (MMP-3). Os tecidos periodontais, incluindo fibroblastos, queratinócitos, neutrófilos, macrófagos e células endoteliais, são a principal fonte de MMPs.

Em condições periodontais saudáveis, a homeostase do colagénio é um processo fortemente regulado, controlado a nível extracelular pela colagenase derivada de fibroblastos (por exemplo, colagenase-1 ou MMP-1). Foi demonstrado que mediadores inflamatórios como a IL-1, o TNF a e a PGE2[30], bem como produtos bacterianos [31,32], aumentam a produção de MMP em vários modelos in vitro. Estudos experimentais indicam que a ativação das MMP desempenha um papel importante na degradação da matriz extracelular. Quantidades aumentadas de MMPs são libertadas nos tecidos inflamados e estão presentes em concentrações elevadas no fluido crevicular gengival (GCF) e na saliva, levando à degradação da matriz extracelular. Na periodontite, as MMPs predominantes são a MMP-8 (colagenases-2), a MMP-9 (gelatinases-B) e a MMP-13 (colagenases; destruição do osso e da cartilagem), enquanto que nos tecidos saudáveis, a renovação normal do colagénio é regulada principalmente pela MMP-1 (colagenases derivadas dos fibroblastos). Todas estas enzimas destrutivas são segregadas principalmente por neutrófilos e são responsáveis pela degradação do colagénio de tipo I nos tecidos periodontais.

Durante a destruição periodontal [33,34], a regulação da função das MMPs envolve a ativação do inibidor tecidular endógeno das MMPs (TIMPs) e das a-macroglobulinas. Nos tecidos periodontais inflamados, o desequilíbrio entre as MMPs e os TIMPs leva à degradação excessiva dos componentes da matriz extracelular, resultando na perda de inserção clínica e do osso alveolar. Sob diferentes condições periodontais e factores ambientais, os tecidos gengivais, o FGC e a saliva expressam uma combinação específica de MMPs [35,36,37].

As MMPs podem ser classificadas com base nas especificidades do seu substrato e estrutura física, ou com base na sua fonte de produção. Com base nas especificidades do substrato e na estrutura física, as MMPs são divididas nos seguintes subgrupos

1. Colagenases
    a. Colagenases intersticiais 1 (MMP-1)
    b. Colagenases de neutrófilos 2 (MMP-8)
    c. Colagenases 3 (MMP-13)
2. Gelatinases [MMP-2, MMP-9]
3. Metaloelastases [MMP-12]
4. MMPs de tipo membranar [MMP-14, MMP-15, MMP-16, MMP-17, MMP-24, MMP-25] e
5. Outras MMP
    a. Estromelisina (MMP-3, MMP-10, MMP-11)
    b. Matrilysin 1 e 2 (MMP-7 e MMP-26)
    c. MMP-18, MMP-19, MMP-21

As MMPs também podem ser classificadas de acordo com a sua fonte de produção
1. **MMPS DIRIGIDAS** PELO **ANfitrião:** são produzidas pelo número de células infiltrantes (por exemplo, neutrófilos, macrófagos, etc.) ou células residentes (por exemplo, fibroblastos, células epiteliais, osteoblastos, osteoclastos e outras células mesenquimais, etc.).
2. **MMPS derivadas de bactérias:** são produzidas por vários agentes patogénicos periodontais, como Actinobacillus, Actinomycetemcomitans e Porphyromonas gingivalis. As MMPs endógenas são consideradas as principais enzimas destrutivas responsáveis pela destruição dos tecidos e pela progressão da doença.

MODULAÇÃO E INIBIÇÃO DE MMPS :

É bem conhecido que o nível de MMPs activadas e os seus inibidores endógenos desempenham um papel central na determinação da destruição dos tecidos. A terapia de modulação periodontal contemporânea visa reduzir o nível de MMPs activadas e/ou aumentar os inibidores de MMPs, quer endógenos (derivados do hospedeiro) quer exógenos (sintéticos). A inibição da atividade das MMPs leva a uma redução da destruição do colagénio, o que, em última análise, conduz a uma melhoria dos níveis de fixação clínica e a uma redução da profundidade de sondagem.

Os inibidores de MMP podem ser classificados da seguinte forma:

Inibidores endógenos (naturais) : Estes inibidores das MMP são naturais ou derivados do hospedeiro, produzidos e segregados por várias células do corpo encontradas no soro e na saliva:
a.   Inibidores tecidulares das metaloproteinases (TIMP): Os TIMPs ligam-se irreversivelmente às MMPs activadas formando complexos não covalentes, por exemplo, TIMP 1, TIMP-2, TIMP-3, etc.
b.   g2-macroglobulina: regula as MMPs nos fluidos corporais.
Inibidores exógenos (sintéticos): Estes inibidores são desenvolvidos sinteticamente para parar o efeito das MMPs através de diferentes vias. Os inibidores exógenos das MMP incluem os seguintes:
a.   Agentes quelantes de zinco e cálcio
por exemplo, ácido etilenodiaminotetracético (EDTA).
b.   Péptido que contém fósforo.
c.   Inibidores à base de enxofre
por exemplo, derivados de mercaptanos.
d.   Derivados peptídicos do ácido hidroxamínico.

Foram desenvolvidos e estudados vários inibidores sintéticos para o tratamento de diversas patologias crónicas, tais como a periodontite, as úlceras da córnea que não cicatrizam, o carcinoma da mama e do ovário, os tumores malignos da próstata e do trato gastrointestinal, por exemplo, SDD (Subantimicrobial dosage doxycycline), Galardin, Batimastat, Marimastat, etc.

3 TETRACICLINA, TETRACICLINAS SINTÉTICAS E TETRACICLINAS QUIMICAMENTE MODIFICADAS (TMC) :

I Tetraciclina :

A principal antiproteinase utilizada no tratamento periodontal é a tetraciclina, um antibiótico de largo espetro prescrito para muitas infecções sistémicas e periodontais. Devido à sua elevada concentração e secreção no FGC, proporciona uma cobertura antimicrobiana local eficaz para os agentes patogénicos periodontais na parede não vascular da bolsa periodontal. Para além das suas propriedades antibacterianas, as tetraciclinas também têm um efeito anti-colagenase devido à inibição da atividade das MMP. As MMPs são endopeptidases dependentes de zinco e cálcio.

A tetraciclina quelata estes iões, inibindo diretamente a degradação dos tecidos por estas enzimas. Além disso, as tetraciclinas eliminam e inibem a produção de metabolitos de oxigénio (por exemplo, ácido hipocloroso) pelos PMN, reduzindo assim as respostas inflamatórias do hospedeiro e impedindo a destruição dos inibidores endógenos das MMP. A inibição direta das MMPs e um efeito anti-inflamatório através do bloqueio do ácido hipocloroso, estes dois efeitos das tetraciclinas também impedem a ativação de pro-MMPs latentes, reduzindo ainda mais a destruição dos tecidos. As tetraciclinas inibem igualmente as MMP derivadas dos osteoclastos e dos osteoblastos, conduzindo a uma redução da reabsorção óssea alveolar.

II Tetraciclina sintética :

A minociclina e a doxiciclina são tetraciclinas sintéticas. Ambas inibem as enzimas colagenase. No entanto, a doxiciclina atraiu toda a atenção dos investigadores porque tem as propriedades anti-colagenase mais potentes numa concentração inibitória muito mais baixa do que a minociclina e a tetraciclina. A concentração inibitória mais baixa dos fármacos significa que pode ser administrada uma dose muito mais baixa de doxiciclina para inibir a atividade das MMP. A doxiciclina é também mais eficaz no bloqueio das colagenases do tipo PMN (MMP-8) do que das colagenases do tipo fibroblastos (MMP-1), pelo que não interfere com a renovação normal dos tecidos. Isto sugere que a doxiciclina pode ser um método terapêutico seguro para reduzir os níveis patologicamente elevados de colagenase.

Effect of doxycycline
• Direct inhibition of active MMPs by cation chelation (dependent on Ca^{2+} and Zn^{2+} binding properties)
• Inhibits oxidative activation of latent MMPs (independent of cation-binding properties)
• Downregulates expression of key inflammatory cytokines (interleukin-1, interleukin-6 and tumor necrosis factor-α) and prostaglandin E_2
• Scavenges and inhibits production of reactive oxygen species produced by neutrophils
• Inhibits MMPs and reactive oxygen species thereby protecting α_1-proteinase inhibitor, and thus indirectly reducing tissue proteinase activity
• Stimulates fibroblast collagen production
• Reduces osteoclast activity and bone resorption
• Inhibits osteoclast MMPs
MMP, matrix metalloproteinase.

Quadro 1: A regulação negativa dos eventos destrutivos no periodonto pela doxiciclina resulta da modulação de uma variedade de diferentes vias pró-inflamatórias (Golub et al 1998).

III Tetraciclina quimicamente modificada :

Golub e McNamara et al em 2001[38] sintetizaram uma tetraciclina quimicamente modificada (CMT) removendo o grupo dimetil amino da parte do carbono -4 do anel A (responsável pela atividade antibacteriana), resultando na 4-dimetil aminotetraciclina. A CMT, que elimina a eficácia antimicrobiana do medicamento, não reduz a capacidade do medicamento para bloquear a atividade da colagenase.

Os CMTs compreendem um grupo de pelo menos 10 análogos mais alguns CMTs modificados especiais que diferem na sua especificidade e potência em relação às MMPs. Os CMT são desenvolvidos através da adição ou remoção de grupos funcionais da estrutura central das tetraciclinas.

Atualmente, cerca de dez CMT foram desenvolvidos e estão a ser submetidos a ensaios clínicos;

CMT-1 (4-dimetilaminotetraciclina),

CMT -2 (tetraciclina-nitrilo),

CMT-3 (6-desoxi-6-demetil-4-dimetilamino tetraciclina),

CMT-4 (7-cloro-4-de-dimetilamino tetraciclina),

CMT-5 (tetraciclina pirazol),
CMT-6 (4-dedimetil amino. 4-hidroxitetraciclina),

CMT-7(12-deoxi-4-dimetil amino tetraciclina)
CMT-8 (4-dimetilaminodoxiciclina).

As CMTs inibem a atividade das MMPs, reduzem os mediadores pró-inflamatórios e eliminam as espécies reactivas de oxigénio (ROS) e as espécies reactivas de azoto (RNS). Ao contrário das tetraciclinas convencionais, as CMTs não causam distúrbios gastrointestinais e os seus efeitos terapêuticos podem ser alcançados com uma administração menos frequente. Os CMTs oferecem resultados terapêuticos promissores em modelos experimentais de periodontite e noutras condições clínicas, pelo que poderão ser os principais agentes moduladores do hospedeiro no futuro.

DOSE SUB-ANTIMICROBIANA DE DOXICICLINA (SDD) :

Está bem estabelecido que a tetraciclina e os membros sintéticos da sua família são eficazes na redução das enzimas colagenase. No entanto, a utilização prolongada não é indicada devido aos seus efeitos adversos no trato gastrointestinal, na pele, nos rins e no fígado, bem como ao aparecimento de estirpes resistentes. Para remediar esta situação, a dose sub-antimicrobiana de doxiciclina (SAD) foi introduzida em 1998 como parte da terapia de modulação do hospedeiro. Atualmente, é o único agente disponível aprovado pela Food and Drug Administration (FDA) dos EUA para utilização como agente modulador do hospedeiro em periodontia.

Foram efectuados numerosos estudos para avaliar o papel do SDS como adjuvante da terapia periodontal mecânica e cirúrgica no tratamento da periodontite. Os resultados mostraram maiores melhorias clínicas na DP, CAL, BOP e níveis óptimos de biomarcadores séricos em pacientes que receberam terapia periodontal adjuvante, em comparação com pacientes que receberam placebo ou terapia de raspagem e canal radicular isoladamente. Caton et al. 2000[39] também demonstraram no seu estudo que o SDS adjuvante levou à resolução de uma maior percentagem de locais com bolsas moderadas a graves em comparação com o grupo placebo, prevendo assim melhores resultados de tratamento.

A administração de SDS na dose de 20 mg, duas vezes por dia, como adjuvante no tratamento da periodontite crónica, tanto a curto prazo (1 a 3 meses) como a longo prazo (até 9 meses), demonstrou resultados terapêuticos melhores e previsíveis, sem o aparecimento de efeitos adversos da doxiciclina e sem qualquer alteração da microflora subgengival, quando administrada na dose de 5 a 10 mg/dia pelo seu efeito antimicrobiano. Alguns autores recomendaram uma duração mínima de tratamento de três meses para prolongar os efeitos terapêuticos.

A concentração sérica de doxiciclina é muito mais baixa para a SDD, com 0,7 - 0,8 g/dL, o que é muito inferior à concentração de 3 a 4 g/dL que pode ser esperada após a administração de uma dose antibiótica de 10 a 20 mg de doxiciclina. Assim, é menos provável que ocorram reacções adversas após o tratamento com uma dose sub-antimicrobiana do que com doses antibióticas de doxiciclina. Foram notificadas taxas globais de acontecimentos adversos de aproximadamente 0,15% e, em conjunto, os estudos na literatura apoiam a segurança da utilização da dose subantimicrobiana de doxiciclina.

A utilização de SDD como adjuvante também foi estudada numa amostra de fumadores e os resultados sugerem melhores resultados de tratamento após PRS em fumadores com SDD como adjuvante em comparação com o grupo placebo. **Caton et al e Preshaw et al, em 2004**[40] , realizaram ensaios clínicos de maior dimensão sobre os resultados do tratamento da periodontite crónica com o uso adjuvante de DDS e os seus resultados demonstraram reduções médias significativamente maiores na profundidade de sondagem e ganhos no nível de fixação em comparação com a PRS isolada. Estes resultados mantiveram-se mesmo depois de 3 meses sem o medicamento. Num estudo de 36 semanas, o SDS foi utilizado como adjuvante no tratamento da periodontite crónica em dois ciclos de 12 semanas cada. A SDS foi utilizada durante as primeiras 12 semanas com PRS, separadas por um período de 12 semanas sem fármaco, e depois mais 12 semanas de SDS mostraram um aumento dos ganhos médios de CAL e reduções na profundidade de sondagem em comparação com a PRS isolada. No futuro, são necessários mais ensaios clínicos aleatórios para avaliar a eficácia dos medicamentos anti-citocinas, da tetraciclina quimicamente modificada e de outros agentes HMT no tratamento de diferentes condições periodontais.

CITOCINAS E SUA MODULAÇÃO

Os recentes avanços na compreensão da inflamação levaram a um melhor entendimento do mecanismo envolvido na destruição do tecido periodontal. Parece que estão envolvidos vários mediadores, incluindo uma variedade de citocinas produzidas por vários tipos de células. Estas citocinas actuam regulando as moléculas de adesão nos leucócitos para que estes saiam do sistema vascular e se infiltrem nos tecidos circundantes.

As citocinas são definidas como proteínas reguladoras que controlam a sobrevivência, o crescimento, a diferenciação e a função das células. O termo citocina, que significa "proteína celular", é reservado às moléculas que transmitem informações ou sinais de uma célula para outra. Faz parte da rede fundamental de comunicação intercelular. O termo "parácrino" designa a sinalização entre diferentes tipos de células, geralmente no mesmo ambiente local. O termo "autócrino" refere-se à sinalização entre tipos de células semelhantes ou no próprio organismo. As interleucinas são um subgrupo especial de citocinas que transmitem mensagens ou instruções complexas e frequentemente pormenorizadas entre os leucócitos, os leucócitos que comparam e regulam o sistema imunitário. Convencionalmente, as citocinas incluem as interleucinas, o interferão e a família do fator de necrose tumoral. Mais recentemente, a família das quimiocinas inclui factores de crescimento, como o fator de crescimento transformador beta, e adipocinas, como a leptina e a adiponectina, que também estão envolvidas na modificação da resposta imunitária.

As quimiocinas [por exemplo, CXCL8 (IL-8)] regulam o movimento e a migração celular (quimiotaxia) e desempenham um papel central nas respostas inflamatórias através dos seus efeitos na emigração e ativação dos neutrófilos. Os factores de crescimento também regulam processos celulares sobrepostos e contribuem para as respostas imunitárias. Por exemplo, o fator de crescimento transformador beta desempenha um papel direto na ação das células imunitárias, mas, juntamente com outros factores de crescimento, como o fator de crescimento endotelial vascular e o fator de crescimento dos fibroblastos, desempenha também um papel fundamental na regeneração e reparação dos tecidos, processos que são frequentemente a causa da inflamação aguda e crónica. As adipocinas são moléculas sintetizadas principalmente, mas não exclusivamente, pelos adipócitos e que desempenham um papel hormonal importante na regulação do consumo alimentar e do balanço energético[41].

Cytokine group	Function	Examples
Pro-inflammatory cytokines	Primary innate immune responses and activation of inflammation	IL-1 family; TNF-α; IL-12; IL-23; IL-32
gp130 signaling cytokines	Leukocyte differentiation and growth, acute-phase reactions	IL-6; IL-11; LIF; oncostatin M
T-cell regulatory cytokines	Balance of T-cell subsets, regulation of adaptive immunity, enhancement of inflammatory responses	TH_1 cytokines: IFNγ; IL-12; IL-15; IL-18 TH_2 cytokines: IL-4; IL-5; IL-25; IL-33 TH_{17} cytokines: IL-17; IL-21; IL-23; IFN-γ; IL-6 T_{reg} cytokines: IL-2; TGF-β, IL-10
Anti-inflammatory cytokines	Down-regulation of immune responses and inflammation	IL-10, IL-13, TGF-β, IL-1Ra, IL-1F5
Chemokines	Activation of neutrophil chemotaxis	CXCL8 (IL-8); MCP-1; MIP-1α
Type 1 interferons	Antiviral immune responses	IFN-α; IFN-β
Bone cell activators	Bone cell development and function	RANKL
Growth factors	Regulation of tissue function and turnover, fibrosis and repair	TGF-β superfamily (inc. BMP), EGF, FGF, PDGF, VEGF, HGF
Colony stimulating factors	Hematopoiesis, localized immune cell differentiation	G-CSF; GM-CSF, IL-3, IL-7
Adipokines	Metabolic regulation, immune regulation	Leptin, adiponectin, visfatin, TNF-α, IL-6

Quadro 2: Resumo dos principais grupos de moléculas com atividade citocinética.

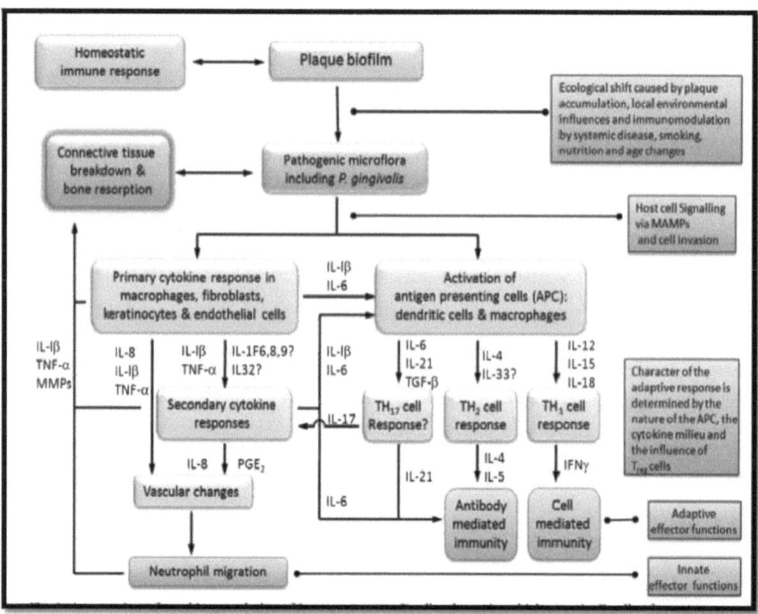

Figura 5: Visão geral da regulação por citocinas das respostas imunitárias à microflora patogénica no biofilme da placa dentária [42].

Uma resposta imunitária inata intacta mantém a homeostase tecidular da placa dentária, mas a acumulação de placa, as alterações ambientais locais (por exemplo, alterações de pH) e as alterações no sistema imunitário conduzem a uma mudança ecológica na população microbiana da placa e ao desenvolvimento de microflora patogénica. As citocinas são então activadas pelo reconhecimento, por parte da célula hospedeira, de padrões moleculares associados a micróbios (MAMPs) (por exemplo, lipopolissacarídeo, fímbrias e ADN), pela infeção da célula hospedeira e pela ação de outros factores bacterianos (por exemplo, ácidos gordos de cadeia curta e proteases). A ativação das células periodontais, como os fibroblastos, os queratinócitos e as células endoteliais dos vasos sanguíneos, pode ser o resultado da interação direta com as bactérias ou uma consequência indireta do aumento dos níveis locais de citocinas pró-inflamatórias [por exemplo, interleucina (IL)-1b]. Os macrófagos localizados actuam como células sentinela, segregando citocinas que, juntamente com as **citocinas** das células periodontais, amplificam e reforçam o sistema imunitário inato e, em particular, as alterações vasculares que favorecem a migração de neutrófilos para o periodonto. Os macrófagos (e as células dendríticas) também processam e apresentam antigénios bacterianos específicos aos linfócitos T, o que constitui a fase inicial da ativação da imunidade adaptativa. A natureza das respostas imunitárias adaptativas é determinada pela interação dinâmica dos subconjuntos de células T, podendo certos subconjuntos de células T predominar em diferentes fases da resposta imunitária sob a influência de citocinas. A resposta imunitária adaptativa está integrada na imunidade inata através da ação das citocinas. Por exemplo, as citoquinas (IL-6, IL-12) provenientes de células inatas (ex.: células de defesa) são capazes de se integrar na resposta imune adaptativa através da ação de citoquinas. Por exemplo, as citocinas (IL-6, IL-12) das células inatas (por exemplo, macrófagos) influenciam o desenvolvimento de células apresentadoras de antigénios (APC) (incluindo células dendríticas) e subconjuntos de células T, o interferão-gama (IFN-y) das células T helper tipo 1 (TH1) regula a ação das células efectoras inatas, como as células assassinas naturais e os macrófagos, bem como as células T CD8+ específicas do antigénio (imunidade mediada por células), e a IL-17 das células T helper do tipo 17 (TH17) actua em sinergia com citocinas pró-inflamatórias como a IL-1b, permitindo que a resposta imunitária adaptativa retroaja e amplifique a imunidade inata.

Quando é atingido um "nível crítico" de produção de citocinas pró-inflamatórias, uma resposta fisiológica transforma-se numa resposta patológica. Se a frente inflamatória ocorrer principalmente na zona de inserção do cemento, o resultado será a perda de inserção. Se ocorrer perto do rebordo alveolar, haverá perda óssea. Se a frente inflamatória não tiver progredido para longe do epitélio, a lesão resultante limitar-se-á a uma gengivite.

Por conseguinte, dois factores são essenciais:

I. O grau de inflamação deve ser suficiente para causar um aumento líquido da atividade das enzimas proteolíticas e da formação de osteoclastos, e

II. A posição da "frente inflamatória" deve progredir através do tecido conjuntivo de forma a envolver aspectos significativos da fixação do tecido conjuntivo aos dentes e estar suficientemente próxima do osso alveolar[42].

As citocinas anti-inflamatórias [(por exemplo, IL-10, fator de crescimento transformador beta (TGF-b), IL-1Ra], IL-4 servem para modular as citocinas pró-inflamatórias e a sua ação. Níveis elevados e persistentes de citocinas levam a danos nos tecidos através da ativação de metaloproteinases da matriz (MMPs) em células residentes e por neutrófilos infiltrados, bem como à estimulação da reabsorção óssea através da ativação de osteoclastos mediada por citocinas. Os danos nos tecidos criam um ambiente favorável (por exemplo, formação de bolsas) para o aumento da acumulação de placas. PGE2, prostaglandina E2, TNF, fator de necrose tumoral, células T reguladoras.

MODULAÇÃO DOS RECEPTORES DAS CÉLULAS HOSPEDEIRAS

As citocinas são definidas como proteínas reguladoras que controlam a sobrevivência, o crescimento, a diferenciação e a função das células. As citocinas são produzidas transitoriamente em concentrações geralmente baixas, actuam e são degradadas num ambiente local. Isto é evidenciado pelo facto de as células produtoras de citocinas estarem frequentemente localizadas fisicamente na proximidade das células que respondem. Além disso, a célula que responde destrói a citocina à qual está a responder no processo de endocitose mediada pelo recetor. Muitas citocinas ligam-se a elementos da matriz extracelular, o que limita a sua propagação para além do local de ação e aumenta a sua biodisponibilidade para as células que respondem[41]. As citocinas funcionam como uma rede, são produzidas por diferentes tipos de células e partilham caraterísticas que se sobrepõem. As citocinas funcionam como uma rede, são produzidas por diferentes tipos de células e partilham caraterísticas que se sobrepõem. Embora muito poucas respostas biológicas sejam mediadas por uma única citocina, muitas respostas podem ser mediadas por várias citocinas diferentes. Assim, as funções celulares importantes são geralmente apoiadas por mecanismos em que uma citocina pode compensar a perda de outra. Consequentemente, o bloqueio de um mediador inflamatório ou de uma citocina não garante que uma resposta mediada por um recetor não seja activada por outras vias. Isto exigiria o desenvolvimento de abordagens polifarmacêuticas que controlassem todas as vias associadas à inflamação e à destruição dos tecidos.

INTERLEUCINA (IL)-1 E FACTOR DE NECROSE TUMORAL (TNF)

A interleucina (IL)-1 e o fator de necrose tumoral (TNF) são citocinas pró-inflamatórias que estimulam uma série de eventos durante a doença periodontal. Estes incluem a indução de moléculas de adesão e outros mediadores que facilitam e amplificam a resposta inflamatória, a estimulação da metaloproteinase da matriz e a reabsorção óssea. A atividade destas citocinas coincide com os eventos críticos que ocorrem durante a doença periodontal, nomeadamente a perda de aderência e a reabsorção óssea.

A IL-1 é uma citocina pró-inflamatória com uma vasta gama de actividades biológicas e regula diretamente vários genes expressos durante a inflamação[3]. Existem duas formas principais de interleucina-1 com atividade agonista, a IL-1a e a IL-10, com um terceiro ligando, o antagonista do recetor da IL-1 (IL-1ra), que funciona como um inibidor competitivo. A IL-1a e a IL-10 têm geralmente actividades semelhantes. Existem dois receptores de IL-1 na superfície das células-alvo, denominados recetor-1 de IL-1 (IL-1R1) e recetor-2 de IL-1 (IL-1R2). Pensa-se geralmente que o IL-1R1 medeia a maioria das respostas à IL-1. Pensa-se que o IL-1R2 funciona **principalmente** como um recetor de engodo. No entanto, alguns relatórios indicam que o IL-1R2 pode mediar a atividade celular e pode ser clivado da superfície celular em locais de inflamação para funcionar como um inibidor endógeno da IL-1. A maior parte do que se sabe sobre a função da IL-1 provém de ratinhos com deleções funcionais específicas dos **ligandos** da IL-1a e da IL-1 в ou da IL-1R1. Na maioria dos estudos, mas não em todos, os ratinhos com atividade deficiente de IL-1 apresentam uma resposta inflamatória atenuada e são mais susceptíveis a determinados tipos de infeção. Os ratinhos com deleções de IL-1R1 (IL 1R1) elucidaram o seu papel em vários processos.

O TNF refere-se a duas proteínas associadas, o TNF-a e a linfotoxina-alfa, também conhecida como TNF-0. Existem dois receptores de TNF estruturalmente semelhantes na superfície celular: o recetor de TNF-1 (TNFR1) e o recetor de TNF-2 (TNFR2) (anteriormente conhecidos como TNFRp55 e TNFRp75, respetivamente). Estes receptores têm diferentes domínios citoplasmáticos e, por conseguinte, activam diferentes vias de sinalização. A maioria dos efeitos inflamatórios tem sido atribuída ao TNFR1. In vivo, a sinalização do TNFR2 atenua a resposta inflamatória induzida pelo TNF.

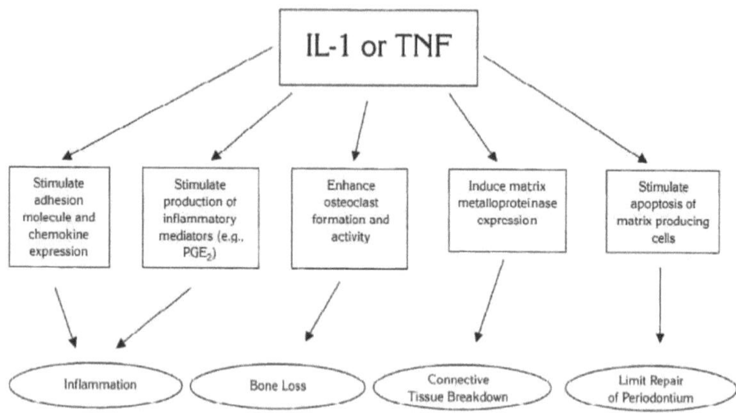

Figura 6: Mecanismos pelos quais a IL-1 ou o TNF podem contribuir para a perda líquida de tecido periodontal.

A utilização de antagonistas da IL-1 ou do TNF permitiu estabelecer uma relação causal entre as citocinas inflamatórias e as patologias. Estes podem ser inibidores naturais, como os antagonistas dos receptores de IL-1 (IL-1ra), receptores solúveis de IL-1 ou de TNF, ou anticorpos monoclonais. Os bloqueadores da IL-1 ou do TNF inibem os efeitos da artrite experimental e da sépsis, reduzem a doença inflamatória intestinal e minimizam a doença do enxerto contra o hospedeiro (GVHD). Para contrariar o catabolismo e manter a homeostasia, a interleucina-1 e o fator de necrose tumoral têm inibidores endógenos. O antagonista do recetor da interleucina-1 está estruturalmente relacionado com a interleucina-1, mas liga-se ao recetor sem desencadear a transdução de sinal. Além disso, o recetor de tipo II da interleucina-1 e os domínios extracelulares do recetor do fator de necrose tumoral (1 e 2) podem apresentar-se em formas solúveis como antagonistas competitivos. Os receptores solúveis de citocinas têm sido utilizados numa série de modelos de doenças inflamatórias para estudar o papel destes mediadores e a sua inibição. Os antagonistas dos receptores da interleucina-1 e do fator de necrose tumoral inibem a inflamação induzida por alergénios, a inflamação ocular, a inflamação pulmonar aguda induzida por lipopolissacáridos e a endotoxemia tóxica.

Assuma et al1998[43] estudaram recentemente a inibição farmacêutica da doença periodontal utilizando antagonistas dos receptores de citocinas. Numa primeira experiência, a periodontite foi induzida em 14 macacos Macaca fasicularis utilizando ligaduras de seda embebidas em P. gingivalis e colocadas sob a gengiva. Os animais foram distribuídos aleatoriamente por um de três grupos. O grupo experimental recebeu injecções gengivais de um recetor humano recombinante solúvel de interleucina-1 do tipo I e de um recetor solúvel do fator de necrose tumoral (ou seja, o domínio extracelular do recetor 2 do fator de necrose tumoral ligado à parte Fc da imunoglobulina G1 humana), cada um numa dose de 6,6 mg/injeção durante um período de 6 semanas (três vezes por semana). Dois outros grupos serviram de controlo e receberam injecções gengivais de veículo apenas na mesma dose, ou nenhum tratamento. Os resultados histométricos desta primeira experiência indicaram que os receptores solúveis da interleucina-1 e do fator de necrose tumoral inibiram aproximadamente 80% do número de células inflamatórias (ou seja, leucócitos polimorfonucleares, leucócitos mononucleares e células plasmáticas) na proximidade do osso, em comparação com os animais de controlo. Da mesma forma, o tratamento com antagonistas dos receptores de citocinas reduziu significativamente o número de células osteoclásticas em 67% e a reabsorção óssea alveolar em 60%. Um segundo relatório deste grupo incluiu espécimes de 11 macacos *M.fasicularis* com periodontite experimental tratados como descrito acima. Os investigadores quantificaram a distância média entre a frente inflamatória e o rebordo alveolar. Enquanto a distância da frente inflamatória às 6 semanas era de 0,12 mm nos animais de controlo, era de 0,59 mm nos animais tratados com receptores da interleucina-1 e do fator de necrose tumoral, o que sugere uma inibição do extravasamento e da migração das células inflamatórias pelos antagonistas. Os dados destas duas experiências não só implicam ainda mais a interleucina-1 e o fator de necrose tumoral como mediadores-chave da progressão da doença periodontal, mas também sugerem que a inibição específica pode modificar o processo da doença. Na investigação periodontal, os efeitos dos receptores solúveis e dos antagonistas dos receptores de IL-1 e TNF-a foram estudados durante a periodontite induzida experimentalmente num modelo de primata não humano (Delima et al. 2001)[44]. Os resultados clínicos, radiográficos e bioquímicos destas experiências mostraram que os antagonistas da IL-1 e do TNF-a bloquearam (i) a progressão do infiltrado de células inflamatórias em direção ao rebordo alveolar, (ii) o recrutamento de osteoclastos e (iii) a fixação periodontal e a perda óssea. Em comparação com animais de controlo, as injecções intra-papilares de antagonistas solúveis dos receptores de IL-1 e TNF-a reduziram a perda óssea em cerca de 50%, como demonstrado pela análise de imagem densitométrica assistida por computador (CADIA) .Para evitar uma resposta inflamatória descontrolada com rápida destruição dos tecidos, as actividades da IL-1 e do TNF-a são naturalmente contrariadas pela produção de citocinas como a IL-4, a IL-10 e a IL-11[45]. Em particular, foi demonstrado que a IL-11 inibe a produção de IL-0, TNF-a, IL-12 e óxido nítrico numa variedade de condições inflamatórias [46]. O potencial de regulação negativa dos mediadores inflamatórios associados à destruição dos tecidos periodontais foi investigado durante a periodontite experimental em cães beagle durante um período de 8 semanas [47]. Os resultados desta experiência indicaram que a injeção subcutânea de IL-11 humana recombinante foi capaz de modificar a progressão da doença periodontal, medida por alterações no nível de inserção e na altura óssea radiográfica. Nos diabéticos, a elevação crónica dos níveis de glicose leva à formação acelerada de produtos finais de glicação avançada (AGEs). Os AGEs representam uma classe heterogénea de proteínas e lípidos glicados não enzimaticamente que se encontram no plasma, nas paredes dos vasos e nos tecidos. As células endoteliais e os monócitos têm receptores específicos para AGEs, denominados RAGEs, localizados nas suas superfícies celulares [48]. Estudos demonstraram que a interação dos AGEs com os seus receptores (RAGE) desempenha um papel importante no desenvolvimento de complicações diabéticas[49]. Foi demonstrado que a interação dos macrófagos com os AGEs estimula o aumento da secreção de citocinas como a IL-1 e o TNF-a [50]. Em ratos diabéticos, o bloqueio dos RAGEs com receptores solúveis (RAGEs) suprimiu a perda óssea associada à periodontite e reduziu os níveis de IL-6, TNF- a e MMPs [51].

A utilização de antagonistas dos receptores de citocinas (bloqueadores de IL-1/TNF) foi estudada e demonstrou reduzir a progressão da doença periodontal em modelos experimentais. As citocinas anti-inflamatórias (IL-4 e IL-10) inibem a libertação de IL-1, TNF- a, óxido nitroso (NO) e outras moléculas destrutivas das células hospedeiras. A IL-4 é também responsável pelo aumento do número de antagonistas dos receptores de IL-1, o que reduz a destruição dos tecidos. A administração exógena de IL-4 e IL-11 recombinantes em modelos experimentais foi associada a uma redução da progressão da doença, por exemplo, na artrite, na periodontite, etc.

Existem produtos comerciais que antagonizam as citocinas pró-inflamatórias através de[52];

1. Antagonista do recetor da citocina: liga-se ao recetor presente na célula-alvo e impede que a citocina se ligue à célula-alvo. *Um exemplo é o* antagonista do recetor da interleucina-1 (IL-1ra), disponível comercialmente sob o nome Kineret (Anakinra, Amgen).

2. Anticorpos anti-citocinas: Alguns dos anticorpos anti-citocinas atualmente disponíveis

3. Anticorpos anti-TNF-a: Adalimumab (Humira, fabricado por Abbott Laboratories), Cetrolizumab pegol (Cimzea, fabricado por Union chimique belge), Golimumab (Simponi, fabricado por Centocor).

4. Anticorpo anti-IL-6: Tocilizumab (RoActemra, fabricado pela Roche)

5. Anticorpo anti-IL-15: AMG714 (AMG714, fabricado pela Novartis)

6. Anticorpos anti-IL-12 e IL-23: Ustekinumab (Stelara, fabricado por

7. Centacor)

8. Anticorpo anti-IL-17: AIN457 (AIN457, fabricado pela Novartis)

9. Receptores solúveis de citocinas: ligam-se às citocinas em solução e impedem a sinalização. Por exemplo, sIL-1R, sTNF-R, sIL-6R são os receptores solúveis para IL-10, TNF-a e IL-6, respetivamente.

CONCLUSÃO

Há provas de que a perda subsequente de tecido periodontal se deve à resposta do hospedeiro e não a danos bacterianos diretos. A conversão da gengivite em periodontite envolve provavelmente a progressão de uma "frente inflamatória" para áreas mais profundas do tecido conjuntivo. O mecanismo pode ser o facto de as bactérias adquirirem a capacidade de penetrar mais profundamente no tecido conjuntivo, ou de a defesa do hospedeiro ser perturbada, permitindo uma penetração mais profunda. Em ambos os casos, as bactérias ou, mais provavelmente, os seus produtos, como o LPS, podem induzir a expressão de ILI e TNF, que desempenham um papel importante na regulação da resposta inflamatória. No processo inflamatório, a indução de citocinas "precoces", como a IL-1 ou o TNF, estimularia a produção de mediadores secundários, incluindo quimiocinas ou produtos de ciclo-oxigenase que, por sua vez, amplificariam o grau de inflamação. Quando isto acontece, as MMPs são induzidas e destroem o tecido conjuntivo. Ao mesmo tempo, as citocinas podem reduzir a capacidade de cicatrização para reparar o tecido danificado. Finalmente, a indução de uma cascata inflamatória estimula a osteoclastogénese, que leva à destruição do osso. Assim, as citocinas como a IL-I e o TNF são componentes significativos e integrais da resposta do hospedeiro à infeção periodontal. Além disso, essas moléculas são importantes como mediadores fisiológicos no periodonto, servindo tanto em processos normais quanto como mediadores patológicos.

Os inibidores das prostaglandinas, das MMPs, da IL-1 e do TNF reduzem assim significativamente os danos nos tecidos causados pela resposta do hospedeiro às bactérias. A IL-1 e o TNF desempenham um papel essencial na estimulação da resposta inata do hospedeiro e, como tal, preparam o hospedeiro para se defender contra as bactérias. No entanto, podem ocorrer danos colaterais significativos se a expressão destas citocinas for desadequada. Em ensaios clínicos em humanos, os antagonistas da IL-1 ou do TNF têm utilidade terapêutica no tratamento da artrite e, em modelos animais, a sua inibição é eficaz no tratamento de uma série de condições inflamatórias, incluindo choque sético e artrite. A inibição simultânea da IL-1 e do TNF reduz significativamente a destruição dos tecidos e a inflamação na periodontite experimental. Um estudo recente demonstrou que o antagonismo da IL-1, por si só, também é altamente eficaz na redução da progressão da frente inflamatória para áreas mais profundas do tecido conjuntivo, perda de ligação e perda de osso alveolar.

Um objetivo terapêutico em periodontia clínica pode ser o de manter o papel fisiológico das citocinas, reconhecendo ao mesmo tempo que a produção excessiva conduz a alterações patológicas.

<u>REGULAÇÃO DO METABOLISMO ÓSSEO</u>

Várias populações de células associadas ao sistema imunitário são responsáveis pela patogénese da doença periodontal. Os monócitos, macrófagos e fibroblastos activados produzem citocinas, como o fator de necrose tumoral-a, *a interleucina-1/* e a interleucina-6, nas lesões periodontais. Estas citoquinas orquestram a cascata de eventos destrutivos que ocorrem nos tecidos periodontais e desencadeiam a produção de enzimas e mediadores inflamatórios, incluindo metaloproteinases da matriz, prostaglandinas e o recrutamento e diferenciação de osteoclastos através de vias dependentes e independentes do RANKL, conduzindo a danos irreversíveis nos tecidos duros e moles. Os processos patogénicos na origem da periodontite crónica são notavelmente semelhantes, em muitos aspectos, aos observados na artrite reumatoide, uma doença óssea destrutiva que passa por períodos de remissão e exacerbação. É esta semelhança inerente que fornece uma base terapêutica comum para a disrupção das redes de citocinas que, em última análise, conduzem à perda óssea alveolar na periodontite ou à destruição das articulações na artrite reumatoide[53,54].

A descoberta de um novo recetor denominado osteoprotegerina (OPG) revelou um mecanismo regulador fundamental na diferenciação e atividade dos osteoclastos [55]. Resumidamente, a OPG e o ativador do recetor do ligando NF-κ B (RANKL) são duas moléculas que regulam a formação de osteoclastos e a reabsorção óssea. O RANKL induz a diferenciação e a ativação dos osteoclastos, ao passo que a OPG bloqueia este processo actuando como um recetor de engodo para o RANKL. Os factores que regulam a atividade dos osteoblastos e dos osteoclastos tornaram-se alvos importantes para o desenvolvimento de estratégias farmacológicas e clínicas destinadas a modular a taxa de formação e reabsorção óssea. A identificação da interação entre o RANKL e a OPG atraiu recentemente a atenção da investigação periodontal [56]. Assim, para prevenir a destruição óssea, o foco está na modulação da remodelação óssea, nos mediadores da reabsorção óssea, no diagnóstico e no potencial terapêutico para tratar a reabsorção óssea especificamente associada à periodontia com bifosfonatos e outros agentes.

4 BIFOSFONATOS

Os bisfosfonatos são conhecidos dos químicos desde meados do século XIX, quando foram sintetizados pela primeira vez na Alemanha em 1865. O etidronato, o primeiro bisfosfonato utilizado no tratamento de uma doença humana, foi sintetizado há exatamente 100 anos. Os bisfosfonatos têm sido utilizados na indústria, principalmente como inibidores de corrosão ou agentes complexantes nas indústrias têxtil, de fertilizantes e petrolífera. A sua capacidade de inibir a precipitação de carbonato de cálcio, semelhante à dos polifosfatos, foi utilizada para evitar a incrustação. Só nas últimas três décadas é que os bisfosfonatos foram desenvolvidos como medicamentos para várias doenças dos ossos, dos dentes e do metabolismo do cálcio.

Os bisfosfonatos, erradamente designados no passado por bisfosfonatos, são compostos caracterizados por duas ligações C-P. Se as duas ligações estiverem localizadas no mesmo átomo de carbono, os compostos são designados por bisfosfonatos geminais. Se as duas ligações estiverem localizadas no mesmo átomo de carbono, os compostos são designados por bisfosfonatos geminais e são análogos do pirofosfato, contendo oxigénio em vez de um átomo de carbono.

1) Estrutura e classificação dos bisfosfonatos
A) ESTRUTURA DOS BISFOSFONATOS

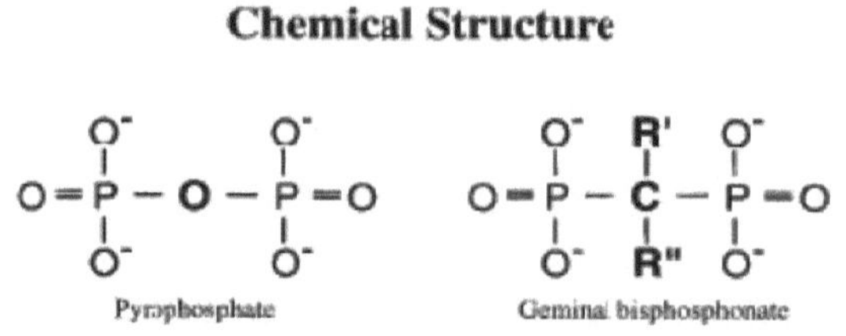

Chemical Structure

Os bisfosfonatos são estruturalmente semelhantes ao pirofosfato, um produto normal do metabolismo humano presente no soro e na urina que tem propriedades quelantes do cálcio[(54).] O pirofosfato modula a mineralização ligando-se aos cristais de hidroxiapatite *in vitro* e *in vivo,* mas não é uma molécula muito estável *in vivo* e sofre uma hidrólise rápida do seu P-O-P lábil sob o efeito da atividade da pirofosfatase e mesmo da fosfatase alcalina. Se um átomo de carbono substituir o átomo de oxigénio de ligação na molécula de pirofosfato, forma-se um bifosfonato. A estrutura P-C-P permite um grande número de variações possíveis, quer através da alteração das duas cadeias laterais do carbono, quer através da esterificação dos grupos fosfato. Os bisfosfonatos foram estudados

A mais importante é a utilização de um certo número de medicamentos humanos pelos seus efeitos sobre o osso. Seis deles estão atualmente disponíveis no mercado para o tratamento de doenças ósseas[55].

Cada bifosfonato tem o seu próprio perfil de atividade, determinado pela sua cadeia lateral única. A substituição de hidrogénio por cadeias laterais diferentes em R1 e R2 altera a potência *in vitro* e *in vivo* do composto e o perfil de efeitos secundários.

B) CLASSIFICAÇÃO DOS BIFOSFONATOS

I) <u>Com base nos seus efeitos nos macrófagos, os bisfosfonatos podem ser subdivididos em duas categorias distintas:</u> - bisfosfonatos amino - que sensibilizam os macrófagos a um estímulo inflamatório, induzindo uma resposta de fase aguda, e - bisfosfonatos não-amino - que podem ser metabolizados pelos macrófagos e podem inibir a resposta inflamatória dos macrófagos.

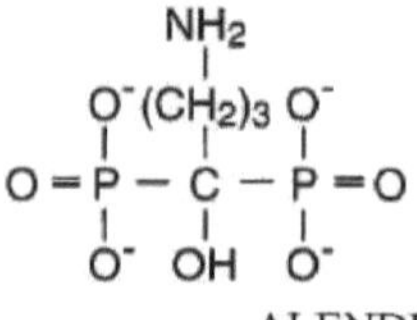

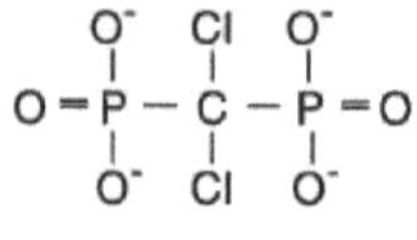

ALENDRONATE

CLODRONATE

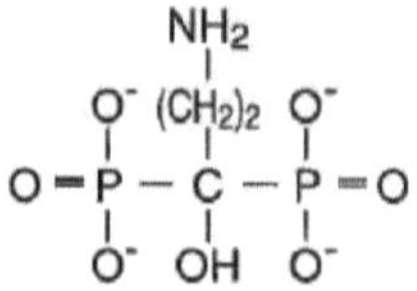

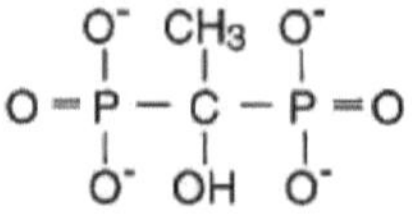

PAMIDRONATE

ETIDRONATE

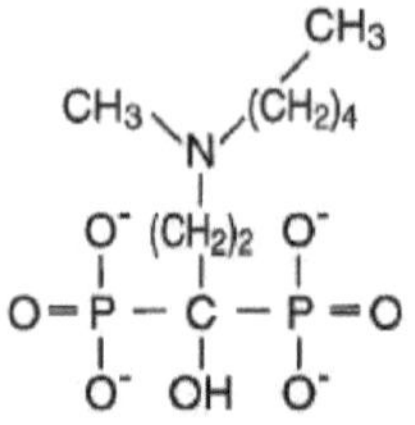

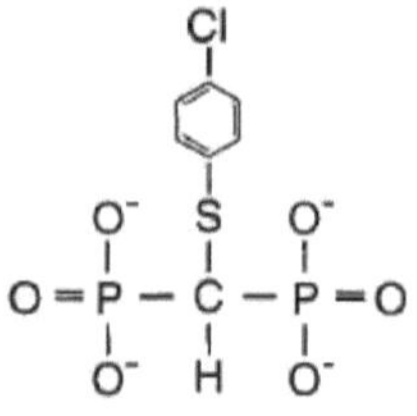

IBANDRONATE

TILUDRONATE

Vários estudos *in vivo* demonstraram uma reação de fase aguda após a primeira administração de amino bisfosfonatos, com um aumento significativo das principais citocinas pró-inflamatórias.

No entanto, os bisfosfonatos não amino parecem ter atividade anti-inflamatória devido à inibição da libertação de mediadores inflamatórios pelos macrófagos activados, como a IL-6, o TNF-a e a IL-la.

II. Classificação com base na substituição da cadeia lateral :

GERAÇÃO	CADEIA LATERAL	EXEMPLO
Primeira geração	Cadeias laterais de alquilo	Etidronato

Segunda geração	Grupo amino-terminal	Alendronato e Pamidronato
Terceira geração	Cadeias laterais cíclicas	Risedronato

III. Bisfosfonatos azotados e bisfosfonatos não azotados

Bifosfanatos contendo azoto	Bifosfanatos sem azoto
Alendronato (Fosamax) Risedronato (Actonel) Pamidronato (Aredia, Pamisol) Zolendrato (Zometa)	Etidronato Clodronato Tiludronato

Estes análogos são completamente resistentes à hidrólise enzimática (fosfatase alcalina, pirofosfatase) e são extremamente estáveis do ponto de vista químico. Como pirofosfatos, os bisfosfonatos ligam-se aos cristais de hidroxiapatite do osso, impedindo tanto o seu crescimento como a sua dissolução. A ligação ao mineral ósseo é reforçada pela inclusão de um grupo hidroxilo em R1. A estrutura R2 e a configuração tridimensional determinam os efeitos celulares dos bisfosfonatos e a sua eficácia relativa como inibidores da reabsorção óssea.

2) Efeitos in vivo dos bifosfonatos :

Os bisfosfonatos têm dois efeitos biológicos fundamentais:
A) Inibição da calcificação, quando são administradas doses elevadas
B) Inibição da reabsorção óssea.

Mecanismos de ação :

A) CALCIFICAÇÃO E A SUA INIBIÇÃO ;

A principal razão para a procura de análogos de pirofosfato era encontrar compostos que inibissem a formação de sais de fosfato de cálcio sem serem destruídos por enzimas, tornando-os úteis no tratamento de doenças com mineralização ectópica. Uma aplicação possível era a administração sistémica dos compostos em doenças como a aterosclerose; outra era a sua adição a pastas de dentes para combater o tártaro dentário. O mecanismo de inibição da mineralização normal e ectópica é muito provavelmente devido, em parte, se não inteiramente, a um mecanismo físico-químico. Existe uma estreita relação entre a capacidade de um bisfosfonato individual para inibir o fosfato de cálcio *in vitro* e a sua eficácia na calcificação *in vivo*; é, por conseguinte, provável que o mecanismo seja físico-químico. É interessante notar que, ao contrário do que acontece durante a reabsorção óssea, os bisfosfonatos têm de estar presentes continuamente para exercerem este efeito tanto *in vitro* como *in vivo*[57]. Inibem a formação e a agregação de cristais de fosfato de cálcio a partir de soluções límpidas, mesmo em concentrações muito baixas, bloqueiam a transformação do fosfato de cálcio amorfo em hidroxiapatite e atrasam a agregação de cristais de apatite. Os bisfosfonatos atrasam igualmente a dissolução dos cristais de fosfato de cálcio. Este efeito foi uma das razões pelas quais a ação destes compostos na reabsorção óssea foi estudada *in vivo*.

B) REABSORÇÃO ÓSSEA E A SUA INIBIÇÃO ;

Os bisfosfonatos podem ser inibidores muito potentes da reabsorção óssea, variando a sua potência consoante a sua estrutura. Este facto foi demonstrado in vitro em culturas de células e órgãos, bem como *in vivo* em animais e seres humanos. O efeito está presente em animais normais, bem como em condições experimentais em que a reabsorção é aumentada. Da mesma forma, a reabsorção óssea é reduzida em indivíduos normais, bem como em pacientes que sofrem de uma série de condições acompanhadas de aumento da reabsorção óssea, como a doença de Paget, osteólise tumoral, hiperparatiroidismo e osteoporose[57]. Estes podem ser considerados a três níveis: tecidular, celular e molecular. O efeito pode ser direto nos osteoclastos e pode ser mediado, pelo menos parcialmente, por outras células, como as células da linhagem osteoblástica e os macrófagos.

I) Química física

A primeira hipótese relativa à ação dos bisfosfonatos no osso sugeria efeitos físico-químicos na dissolução mineral. Os bisfosfonatos, tal como o pirofosfato, inibem efetivamente a dissolução mineral. No entanto, as concentrações de bisfosfonatos necessárias para inibir a reabsorção óssea com os novos compostos mais potentes são tão baixas que é pouco provável que tenham um impacto significativo na dissolução mineral[(57)].

II) Nível tecidular

A este nível, a ação dos bisfosfonatos activos parece ser a mesma para todos, nomeadamente uma redução da renovação óssea. Isto traduz-se numa redução da reabsorção e da formação óssea, avaliada em animais e no homem pela cinética do cálcio, por marcadores bioquímicos da reabsorção e da formação óssea, como a fosfatase alcalina sérica e a osteocalcina, e por uma redução da superfície de formação óssea avaliada morfologicamente.

III) Nível celular

Atualmente, é geralmente aceite que o alvo final da ação dos bifosfonatos é o osteoclasto.

Cinco mecanismos parecem estar envolvidos:
1)   Inibição do recrutamento de osteoclastos ;
2)   Inibição da adesão osteoclástica ;
3)   redução do tempo de vida dos osteoclastos; e
4)   Inibição da atividade dos osteoclastos.
5)   Indução da apoptose osteoclástica

Os três primeiros mecanismos conduzem a uma redução do número de osteoclastos, observada no ser humano e frequentemente, mas nem sempre, nos animais. Estes quatro efeitos podem ser devidos quer a uma ação direta sobre o osteoclasto ou os seus precursores, quer a uma ação indireta sobre as células que modulam os osteoclastos.

IV) Nível molecular

Os eventos que levam à inativação dos osteoclastos ou à redução da formação de osteoclastos pelos bisfosfonatos ainda não foram totalmente elucidados. O facto interessante é que são necessárias baixas concentrações para a atividade, o que sugere que deve estar presente algum tipo de "recetor" ou local de ligação celular, que induz um mecanismo de transdução celular. Até à data, não foi identificado qualquer recetor ativo ou local de ligação. No entanto, o facto de os osteoblastos expostos durante apenas 5 minutos a concentrações muito baixas de bifosfonatos serem estimulados a aumentar a libertação de um inibidor do recrutamento de osteoblastos argumenta a favor da sua presença como local de ligação.[58] Outros investigadores expuseram várias linhas celulares de sarcoma a vários bifosfonatos de segunda geração e observaram uma diminuição da reabsorção óssea correlacionada com a inibição das metaloproteinases da matriz (MMP). Foi também demonstrado que os bisfosfonatos de baixo peso molecular podem ser metabolizados por células de mamíferos.

Estas observações foram recentemente corroboradas e parece que os bisfosfonatos sem azoto induzem a apoptose dos osteoclastos através da ativação da capsase. Inversamente, os bisfosfonatos mais potentes que contêm azoto não são metabolizados e parecem afetar a prenilação de proteínas nos osteoclastos através da inibição da via do mevalonato, que está envolvida na síntese do colesterol[59]. Um modo de ação mais indireto sugere que a função dos osteoclastos pode ser alterada pela produção do fator inibidor dos osteoclastos (OIF) segregado pelos osteoblastos após a exposição aos bisfosfonatos.

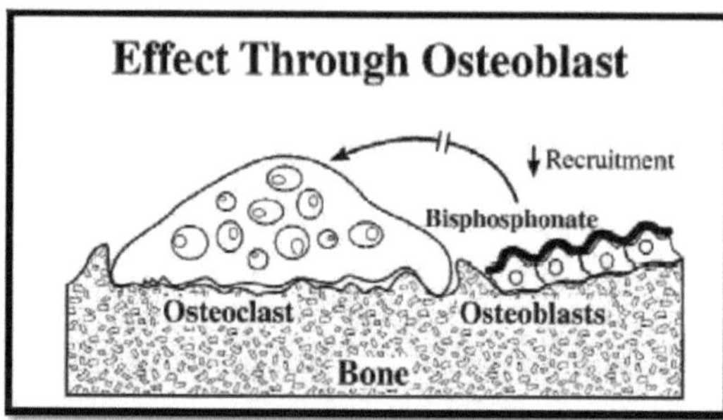

Figura 7: Efeito indireto dos bisfosfonatos nos osteoclastos através dos osteoblastos.

Outros dados mostram que a produção de interleucina (IL-6) por bisfosfonatos pode ser anulada em células osteoblásticas humanas, o que poderia também afetar a atividade osteoclástica[(60)].

3) Bisfosfonatos: utilização no diagnóstico e tratamento da periodontite

A) Potencial de diagnóstico da reabsorção óssea periodontal.

Pensa-se que a utilização clínica mais importante dos bisfosfonatos é a inibição da perda óssea, e a sua afinidade para o osso recentemente mineralizado ou ativamente remodelado torna estes fármacos ideais também para fins de diagnóstico, quando combinados com a radiomarcação, um campo conhecido como medicina nuclear. De facto, vários estudos sugerem que os bisfosfonatos radiomarcados podem ser utilizados para detetar a perda óssea periodontal. Este facto foi demonstrado no caso da periodontite humana. Os bisfosfonatos detectam alterações relacionadas com a atividade metabólica nos locais do esqueleto.

B) Tratamento da periodontite :

A utilização potencial dos bifosfonatos no tratamento da perda óssea associada à doença periodontal foi estudada em modelos animais de periodontite experimental em macacos por Brunsvold et al 1992[61] onde foi demonstrado que o bifosfonato alendronato, administrado por via intravenosa de quinze em quinze dias a uma concentração de 0,05 mg/kg, podia retardar a perda óssea à volta dos dentes afectados em comparação com os controlos.

Curiosamente, enquanto a perda óssea foi reduzida com o alendronato, a formação de bolsas periodontais não o foi. Isto sugere que, embora a perda óssea possa ser retardada, clinicamente os efeitos do tratamento com bifosfonatos podem ser difíceis de detetar ou apreciar[62,63].

Num estudo em dupla ocultação, a inibição da perda óssea alveolar pelo alendronato foi estudada no modelo de periodontite natural do cão beagle (tal como este desenvolve naturalmente a periodontite) e foi observada uma diferença estatisticamente significativa na massa óssea entre o grupo do alendronato e o grupo do placebo. O bisfosfonato não teve qualquer efeito nos parâmetros clínicos da inflamação gengival ou da placa dentária. Foi também observada uma tendência para a redução da perda de ligação e mobilidade a favor do grupo do alendronato.[64]

O alendronato é libertado num ambiente ácido[65] (bolsa periodontal inflamada) a partir da hirdoxipatite e tem um efeito citotóxico local noutras células estromais. De facto, outra possibilidade, particularmente no caso de bifosfonatos contendo azoto como o alendronato, sugere que esta classe de bifosfonatos pode aumentar o processo inflamatório in vivo através da estimulação de IL-1 e IL-6[66]. Isto sugere que, na bolsa periodontal, uma dose mais elevada de alendronato pode aumentar a resposta inflamatória do hospedeiro.

No que diz respeito aos efeitos potencialmente úteis dos bisfosfonatos na prevenção da perda óssea associada à periodontite, outros estudos têm-se centrado no potencial efeito dos bisfosfonatos em relação ao fenómeno regional acelerado (RAP)[64]. Este fenómeno foi notado, ou pelo menos foram observados resultados relacionados com ele, já em 1962. Com efeito, foi demonstrado que o alendronato, um bifosfonato, podia inibir a reabsorção óssea induzida pela elevação de um retalho e o fenómeno de aceleração regional que a acompanhava. Em particular, estes investigadores sugeriram inicialmente que a administração tópica de um bifosfonato era ineficaz na prevenção da reabsorção óssea induzida pelo retalho[64], enquanto que a administração intravenosa era altamente eficaz.

Binderman, Yaffe A et al2000[67] utilizaram a administração local de um amino bisfosfonato para prevenir a reabsorção do osso alveolar após cirurgia periodontal.

Nakaya H et al[68]2004 estudaram o efeito do tratamento oral com alendronato nas medidas radiológicas e clínicas da doença periodontal em mulheres pós-menopáusicas sem terapia de substituição hormonal. Concluem que o tratamento com alendronato aumenta a altura do osso alveolar, reduz a perda óssea da creatina e que o alendronato pode ser útil no tratamento da doença periodontal em mulheres pós-menopáusicas.

Lane N et al 2005 [69] investigaram se um ano de tratamento com bifosfonatos combinado com tratamento não cirúrgico convencional reduziria a perda óssea periodontal e melhoraria os resultados clínicos da terapia em pacientes com periodontite crónica moderada a grave. O autor concluiu que a terapia com bifosfonatos pode ser uma terapia adjuvante adequada para preservar a massa óssea periodontal e pode melhorar os resultados clínicos da terapia periodontal não cirúrgica.

1) Outras estratégias farmacológicas para o tratamento da perda óssea periodontal.

Existem relativamente poucos inibidores da reabsorção óssea em comparação com os estimuladores da reabsorção.

a) A osteoprotegrina (OPG) liga-se ao RANKL e inibe a diferenciação dos osteoclastos[25]. Consequentemente, a injeção de OPG em animais e humanos inibe potentemente a reabsorção óssea e a sua utilização conduz a um aumento da massa óssea. A OPG está a ser submetida a ensaios clínicos em humanos para o tratamento da osteoporose e da doença óssea metastática, bem como em modelos animais de artrite reumatoide e doença periodontal[70].

b) O interferão y é uma citocina produzida por linfócitos T activados que inibe a reabsorção óssea ao impedir a diferenciação de precursores comprometidos em células maduras [71].

c) A calcitonina é um potente inibidor da reabsorção óssea, mas a sua utilização farmacológica é limitada porque os doentes se tornam refractários à sua ação [72].

d) Os estrogénios são outra hormona sistémica que inibe a reabsorção óssea, como mostra o aumento da osteoporose resultante da deficiência de estrogénios após a menopausa. Promovem a morte celular programada nos osteoclastos, reduzindo assim o seu período de atividade[73].

Declaração da Academia Americana de Periodontologia sobre os bifosfonatos

A Food and Drug Administration (FDA) e a Novartis Pharmaceuticals Corporation emitiram um aviso aos profissionais de saúde sobre uma doença conhecida como osteonecrose do maxilar (ONJ). De acordo com os avisos, esta doença foi observada em doentes com cancro que se submetem a procedimentos dentários invasivos, como implantes dentários ou extracções de dentes, enquanto recebem terapia intravenosa com bifosfonatos. A ONJ pode causar danos graves, irreversíveis e frequentemente debilitantes no maxilar. Os médicos também prescrevem uma dose oral de bifosfonatos a doentes com risco de osteoporose, a fim de atrasar o aparecimento da doença, retardando a progressão natural da destruição do tecido ósseo, ou para reduzir as suas complicações.

Os bisfosfonatos orais não foram objeto de precauções de utilização. No entanto, a FDA registou que houve relatos anedóticos de ONJ em associação com bisfosfonatos orais administrados para a osteoporose. Tendo em conta estas precauções, os periodontistas são aconselhados a determinar se um doente está a receber terapia com bisfosfonatos intravenosos. Se for esse o caso, devem ser evitados procedimentos dentários invasivos, exceto se forem absolutamente necessários. Pelo contrário, se um periodontista souber que um doente vai ser tratado com bifosfonatos intravenosos, quaisquer procedimentos dentários invasivos necessários devem, se possível, ser efectuados antes do início desse tratamento.

CONCLUSÃO

Os recentes desenvolvimentos no domínio dos mediadores da diferenciação dos osteoclastos elucidaram o nosso conhecimento do processo de reabsorção e levaram ao desenvolvimento de novos módulos de diagnóstico e terapêuticos para tratar a perda óssea localizada com vários agentes farmacológicos essenciais, como os bifosfonatos, que são agentes que procuram o osso e que inibem a reabsorção óssea ao perturbar a atividade dos osteoclastos. Dados recentes sugerem que os bisfosfonatos também possuem propriedades anti-colagenase. A capacidade dos bisfosfonatos para interromper a atividade dos osteoclastos é útil no tratamento da periodontite. Num modelo animal de periodontite induzida experimentalmente, o bisfosfonato reduz a reabsorção do osso alveolar. Em estudos humanos, estes agentes demonstraram melhorar o estado e a densidade do osso alveolar. Alguns bifosfonatos têm os efeitos adversos de inibir a calcificação óssea e induzir alterações na contagem de glóbulos brancos. A necrose avascular da mandíbula também foi relatada após o tratamento com bisfosfonatos, com o consequente risco de necrose óssea após a extração de dentes. É igualmente concebível que, no futuro, estes medicamentos sejam utilizados não só para prevenir a perda óssea observada na doença periodontal e mesmo à volta dos implantes, mas também para estimular a formação de novo osso. Em todo o caso, parece que a utilização de bifosfonatos em periodontia, tanto a nível de diagnóstico como terapêutico, é uma área potencialmente excitante para exploração futura.

LIPOXINAS E SUA MODULAÇÃO

As lipoxinas são mediadores endógenos derivados de lípidos que têm demonstrado moderar a resposta do hospedeiro e coordenar a resolução da inflamação. Recentemente, vários novos mediadores lipídicos foram descritos como potenciais moléculas anti-inflamatórias, ilustrando a importância da geração endógena de mediadores lipídicos com propriedades anti-inflamatórias. As lipoxinas (LX) são um exemplo importante de mediadores lipídicos com propriedades de resolução da inflamação. As LX foram identificadas pela primeira vez por Serhan e colegas em 1984. Nos últimos 20 anos, foram envidados esforços consideráveis para identificar as acções fisiológicas das LX na resposta inflamatória. Em contraste com os eicosanóides pró-inflamatórios, propõe-se que as LX actuem como "sinais" endógenos na inflamação. As lipoxinas podem ser geradas por várias vias diferentes. Em geral, as interações célula-célula conduzem à produção de lipoxinas, enquanto as células individuais também podem produzir lipoxinas. A produção de lipoxinas é um processo muito rápido que é ativado pela inflamação, aterosclerose e trombose. As interações célula-célula que ocorrem durante estes eventos e que conduzem à produção de lipoxinas podem também induzir vias biossintéticas transcelulares que conduzem a sinais de amplificação como os leucotrienos e as prostaglandinas que envolvem novos compostos. A produção de lipoxinas é, por conseguinte, um passo importante na resposta inflamatória. Os análogos metabolicamente estáveis da LXA_4 e do seu epímero 15-epi LXA_4 são activos na gama nanomolar e inibem a adesão e a diapedese dos PMN, representando assim sinais contra-reguladores envolvidos na resolução de processos inflamatórios [74,75].

A) TIPOS DE LIPOXINAS

I A lipoxina A₄ - LXA₄ (ácido 5S, 6R, 15S-tri-hidroxi-7, 9, 13-trans-11-cis-eicosatetraenóico) e o seu isómero posicional LXB₄ (ácido 5S, 14R, 15S-tri-hidroxi-6, 10, 12-trans-8-cis-eicosatetraenóico) são as principais espécies formadas nos mamíferos. Os 15-epi-LX são geralmente designados por LX desencadeados pela aspirina (ATL) e são enantiómeros 15R endógenos do LXA₄ e do LXB₄. Os ligandos sintéticos para LXA(4) e ATLa facilitaram a caraterização de receptores distintos para LXA4 que medeiam o sinal anti-inflamatório.

II Lipoxina B₄

III 15-epi-lipoxina A₄

IV 15-epi-lipoxina B₄

B) BIOSSÍNTESE DE LXS

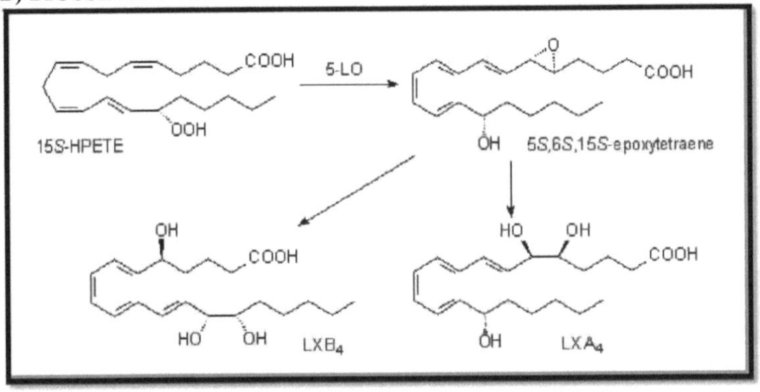

Existem três vias biossintéticas distintas:

I)   Via iniciada pela 15-lipoxigenase

A biossíntese das lipoxinas foi demonstrada pela primeira vez em 1984 por Serhan et al. Foi demonstrado que a inserção de oxigénio molecular na posição do carbono 15 (C15) do ácido araquidónico é essencial para a produção de lipoxinas. Uma vez oxigenado na posição C15, o ácido araquidónico é convertido em ácido 15-

hidroperoxieicosatetraenóico (15- HPETE), o substrato da 5-LO nos leucócitos. Esta molécula é rapidamente convertida por hidrolases em LXA4 e/ou, através da lipoxina B₄ hidrolase, em LXB₄[74,75]. A LXA4 e a LXB4 são moléculas vasoactivas, principalmente vasodilatadoras in vivo, e regulam a função leucocitária. Enquanto a via iniciada pela 15-LO sintetiza lipoxinas, a ativação da 5-LO bloqueia a síntese de leucotrienos. Assim, esta série de eventos pode ser vista como uma relação inversa entre a síntese de leucotrienos e de lipoxinas. Quando os neutrófilos produzem lipoxinas com o grupo álcool do 15-HETE na configuração R ou S, a formação de leucotrienos é consideravelmente reduzida[74].

O papel dos neutrófilos na produção de lipoxina é crucial. Foi demonstrado que os neutrófilos preparados são outra fonte de biossíntese de LX e que a estimulação dos neutrófilos com vários agonistas liberta 15-HETE, que é depois convertido em lipoxina. Esta via sugere que os precursores da síntese de lipoxina podem ser armazenados nas membranas das células inflamatórias e depois libertados por estímulos activadores da PLA2.

II) Via iniciada pela 5-lipoxigenase

A segunda via de biossíntese de LX ocorre durante a interação entre neutrófilos humanos e plaquetas nos vasos sanguíneos. Neste modelo, a interação célula-célula envolve a 5-LO nos neutrófilos e a 12-LO nas plaquetas para a inserção do oxigénio molecular no ácido araquidónico. Em condições de quiescência, os neutrófilos não estimulados não geram quantidades significativas de lipoxina e a maior parte do LTA4 gerado pelos neutrófilos através da via 5-LO é libertada para o ambiente extracelular. No entanto, quando as plaquetas aderem aos neutrófilos, convertem o LTA4 num catião (Carbono) através da 12-LO. Como resultado, a 12-LO plaquetária reduz o hidrogénio no C13 e insere oxigénio no C15 do LTA₄, convertendo o LTA(4) em LXB₄ no C14 ou LXA₄ no C6. A produção de LXB₄ e LXA(4) é mediada exclusivamente pela 12-LO. Assim, a 12-LO funciona como uma "lipoxina sintase" nas plaquetas. Estas observações em plaquetas intactas isoladas do sangue periférico humano foram também confirmadas com 12-LO recombinante.A síntese transcelular da lipoxina requer a adesão celular. A síntese transcelular da lipoxina requer a adesão celular. Consequentemente, as caraterísticas da adesão celular desempenham um papel importante no metabolismo da lipoxina. Assim, o papel das plaquetas na produção de lipoxina durante a interação plaquetas-neutrófilos nos vasos sanguíneos pode ser um fator importante na regulação do extravasamento de neutrófilos. A via vascular das interações plaquetas-leucócitos aumenta a formação de lipoxina através da conversão transcelular de LTA4. Esta parece ser uma via importante para a geração de lipoxina, particularmente quando a COX-1 plaquetária é inibida por AINEs[74].

a) <u>Lipoxinas induzidas pela aspirina</u>

A aspirina pode também desempenhar um papel importante na geração de lipoxinas (Claria e Serhan, 1995)[76]. Neste esquema de biossíntese transcelular, a ciclo-oxigenase-2 (COX-2) modifica a sua atividade catalítica na presença de aspirina, gerando 15R-HETE em vez de prostaglandinas. Por conseguinte, a aspirina inibe a biossíntese das prostaglandinas tanto pela COX-1 como pela COX-2. A COX-2, quando acetilada pela aspirina nas células endoteliais ou epiteliais, é enzimaticamente ativa e converte o ácido araquidónico em 15R-HETE, que é libertado e transformado por vias transcelulares para formar 15-epi-lipoxinas pelos leucócitos.(A 15-epi-LXA4 é mais potente do que a LXA4 nativa na inibição da adesão dos neutrófilos e a 15-epi-LXB4 inibe a proliferação celular.

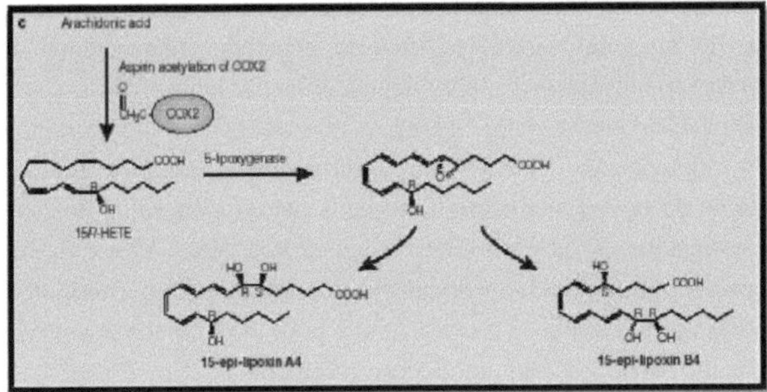

As lipoxinas desencadeadas pela aspirina podem atuar como potenciais sinais anti-inflamatórios endógenos ou como mediadores de algumas das acções benéficas da aspirina. Estas acções benéficas da aspirina incluem a prevenção do enfarte do miocárdio e a proteção contra o adenoma colorrectal, bem como outras formas de cancro. Assim, para além de atuar como inibidor da biossíntese de eicosanóides, a aspirina pode também desencadear a biossíntese de vários compostos, como a geração endógena de lipoxinas 15-epiméricas, através da acetilação da COX-2 nos locais **de** inflamação in vivo. Ao mesmo tempo, a aspirina também afecta as células endoteliais ou epiteliais vasculares portadoras de COX-2 e a sua co-ativação com os neutrófilos.[74]

b) <u>Outras vias de produção de lipoxinas</u>

O LTA4 libertado pelos **neutrófilos** e convertido pela 15-LO nas células epiteliais, em particular nas células epiteliais da traqueia, também pode gerar lipoxinas através de um mecanismo dependente da LTA4. Nesta via, o substrato da 15-LO, LTA4, também desempenha um papel essencial. Outra via biossintética envolve 5,6-dihidroxieicosanóides, que também são substratos para a conversão em lipoxina. Estas reacções podem incluir a conversão por 15-LO ou 12-LO de substratos de 5,6-dihidroxieicosanóides em lipoxina, que são reforçadas por interações célula-célula e adesões celulares. A produção de lipoxina também pode ser mediada por células individuais. Neste modelo, os neutrófilos preparados em doenças inflamatórias como a asma produzem lipoxina inteiramente a partir de fontes endógenas de ácido araquidónico de um único tipo de célula[74].

C) LIPOXINAS NA DOENÇA PERIODONTAL

Os neutrófilos fazem parte da primeira linha de defesa do hospedeiro e, através da sua capacidade de fagocitar micróbios, podem proteger o hospedeiro de infecções. Podem também induzir lesões vasculares dependentes de neutrófilos e contribuir para o aumento da permeabilidade vascular, edema e libertação de quimioatractores, com um claro efeito pró-inflamatório. O envolvimento da isoforma induzível da ciclo-oxigenase (COX-2) e o papel de novos mediadores lipídicos na patogénese da doença periodontal estão a ser investigados, e os dados derivados destas observações mostraram que a periodontite representa um modelo inflamatório importante para o estudo dos mediadores lipídicos. A hipótese de trabalho é que a COX-2 pode desempenhar um ou mais papéis no desenvolvimento e progressão da doença periodontal. Em primeiro lugar, foram examinadas amostras de fluido crevicular de pacientes com APL e revelaram a presença de PGE_2 e produtos derivados de 5-LO, LTB4 e o produto de interação da biossíntese, a lipoxina (LXA4). Contrariamente às sugestões iniciais de que os monócitos e os macrófagos eram a principal fonte de produção de PGE2 na doença periodontal, este estudo mostrou que os neutrófilos geravam uma quantidade considerável de metabolitos do ácido araquidónico. Esta descoberta sugere que os neutrófilos contribuem para a patogénese da doença periodontal de uma forma não prevista anteriormente. Para além disso, os neutrófilos do sangue periférico de pacientes com APL, mas não de voluntários saudáveis, também geraram LXA4, sugerindo que esta molécula imunomoduladora pode também desempenhar um papel na doença periodontal[74,75].

O papel dos mediadores lipídicos na resposta dos neutrófilos à Porphyromonas gingivalis foi também caracterizado num modelo animal. Quando a P. Gingivalis foi introduzida nos sacos aéreos dorsais de murinos, foi desencadeada a infiltração de leucócitos. A acumulação de neutrófilos foi acompanhada por níveis elevados de PGE2 nos exsudados celulares e pelo aumento da expressão de COX-2 no infiltrado leucocitário.

D) AS LIPOXINAS NA MODULAÇÃO DA INFLAMAÇÃO

Evidências recentes sugerem que os LX são uma classe estrutural e funcionalmente única de eicosanóides envolvidos na contra-regulação das respostas inflamatórias[77]. Estes mediadores lipídicos parecem também facilitar a resolução da resposta inflamatória aguda[78]. Em suma, a resolução da inflamação é um processo ativo. A LX e a lipoxina desencadeada pela aspirina (ATL) são mediadores lipídicos bioactivos envolvidos na cascata do AA e são formados pela interação da 5- e da 15-LO[76].

Experiências *in vitro* e *in vivo* estudaram o impacto de análogos metabolicamente estáveis da LX e da ATL na resposta dos neutrófilos induzida pelo TNF-a-[79]. Em concentrações nanomolares, estes análogos da LX bloquearam a secreção de IL-1 в por PMNs humanos estimulados por TNF-a. Além disso, a aplicação de análogos da LX aos sacos aéreos murinos reduziu significativamente a transmigração de leucócitos estimulada pelo TNF-a, estimulando simultaneamente a IL-4 nos exsudados dos sacos aéreos. Estes resultados indicam que os análogos da LX e da ATL regulam a libertação de citocinas (por exemplo, IL-10) e estimulam (por exemplo, IL-4) envolvidas na patogénese da periodontite[(74).]

Para contrariar os efeitos pró-inflamatórios conhecidos da PGE2 na doença periodontal, a potencial contribuição protetora das lipoxinas foi investigada no modelo murino da bolsa de ar[80]. A Porphyromonas gingivalis foi introduzida na bolsa de ar dorsal, induzindo a infiltração de leucócitos concomitantemente com o aumento da expressão do mRNA da COX-2 nos leucócitos recrutados e níveis elevados de PGE2. A administração de análogos estáveis de LX e ATL bloqueou a migração de neutrófilos para a cavidade da bolsa de ar e diminuiu os níveis de PGE2 nos exsudados celulares.

A resposta à periodontite induzida por ligaduras foi avaliada radiograficamente e morfometricamente durante um período de 6 semanas em coelhos transgénicos que sobreexpressam 15-LO e em animais não transgénicos que receberam uma aplicação tópica de 15 epi-LXA$_4$[79]. A periodontite foi induzida apenas por ligaduras de seda e pela aplicação tópica de P. gingivalis misturada com um veículo de carboximetilcelulose. Na ausência de ligaduras, não foi detectada qualquer perda óssea. O aumento da expressão de 15-LO em coelhos transgénicos e a aplicação tópica de 15-epi-LXA4 em animais não transgénicos reduziram significativamente a perda óssea e a inflamação gengival induzida por P. gingivalis, bem como por ligaduras isoladas.

A investigação centrou-se nas anomalias dos neutrófilos em indivíduos com periodontite agressiva localizada e no seu papel na destruição dos tecidos [81]. Ambos os estudos demonstraram que a LXA4 estava presente no FGC e era gerada por neutrófilos expostos a P.gingivalis em indivíduos com periodontite agressiva localizada, sugerindo que este mediador lipídico pode estar envolvido em respostas inflamatórias associadas a formas específicas (por exemplo, agressivas) de periodontite.

A) Um estudo em ratinhos knockout deficientes em P-selectina mostrou que a adesão depende da selectina e que, quando a adesão entre as células é bloqueada por um anticorpo específico, a biossíntese de lipoxina transcelular também é bloqueada. Esta observação *in vitro* foi também demonstrada na nefrite glomerular induzida por Cox A. Os níveis de LXA4 foram restaurados e a infiltração de neutrófilos foi normalizada quando os ratinhos deficientes em P-selectina foram perfundidos com plaquetas de tipo selvagem. Estas observações sugerem que a adesão plaqueta-neutrófilo e a biossíntese transcelular são eventos inflamatórios importantes que regulam o recrutamento de neutrófilos, iniciando a formação de mediadores lipídicos que suprimem as respostas pró-inflamatórias.

B) Além disso, os neutrófilos humanos expostos a P. gingivalis também mostraram um aumento da expressão do ARNm da COX-2. A administração de análogos metabolicamente estáveis de lipoxinas ( ) e de lipoxinas activadas por aspirina bloqueou potentemente o movimento dos neutrófilos para a cavidade do saco dorsal e reduziu os níveis de PGE2 nos exsudados sem permitir a propagação da infeção. Estes resultados mostram que os neutrófilos podem ser uma fonte importante de PGE2 nos tecidos periodontais. Por conseguinte, mostram que as lipoxinas têm um papel protetor na periodontite, limitando o recrutamento de neutrófilos e os danos tecidulares induzidos pelos neutrófilos no periodonto.

Em conjunto, os dados mostraram que as lipoxinas são capazes de prevenir a inflamação gengival e a perda óssea na periodontite experimental em animais.

CONCLUSÃO

Recentemente, grandes avanços conduziram a uma mudança na forma como pensamos a inflamação e a patologia que dela resulta. A inflamação é necessária para proteger o hospedeiro de uma infeção, mas a inflamação persistente também pode causar doenças, daí a ideia de que, numa doença como a periodontite, a resolução atempada da inflamação protegerá o hospedeiro de danos nos tecidos, enquanto o agente infecioso continuará a ser eliminado. Estes sinais de paragem na inflamação e noutros processos relacionados podem estar envolvidos na mudança da resposta celular de um maior recrutamento de PMNs para monócitos, o que poderia levar à resolução da resposta inflamatória ou à promoção da reparação e cicatrização de feridas. Muitos trabalhos recentes sugerem que as lipoxinas, uma classe de eicosanóides associada à inflamação, são as moléculas responsáveis pela resolução da inflamação. Estas moléculas têm demonstrado desempenhar um papel importante numa variedade de processos patológicos e o seu potencial terapêutico tem sido identificado em vários sistemas modelo. A resolução da inflamação na periodontite por vias mediadas por lipoxinas demonstrou ter potencial para a prevenção e, possivelmente, para o tratamento de lesões periodontais. Juntamente com as lipoxinas e a epi-lipoxina 15, a identificação destes novos mediadores lipídicos anti-inflamatórios endógenos no tratamento da inflamação, CVS e doenças periodontais. Estudos futuros centrar-se-ão na aplicabilidade de terapias baseadas em lipoxinas em humanos para a prevenção e tratamento da doença periodontal.

<u>MODULAÇÃO DA ACTIVIDADE DA ÓXIDO NÍTRICO SINTASE</u>

O NO é uma molécula de curta duração envolvida numa vasta gama de processos biológicos. O óxido nítrico é sintetizado e ocorre em duas formas: a forma induzível, responsável pela produção de células inflamatórias, e a forma constitutiva, presente na gengiva fisiologicamente saudável. Enquanto os baixos níveis de NO estão presentes na homeostase dos tecidos, o NO é produzido em concentrações mais elevadas em resposta a estímulos inflamatórios, como o LPS bacteriano, através de formas induzíveis de NOS (iNOS). A iNOS é expressa durante um longo período por células epiteliais e fibroblastos. As citocinas endógenas IL-4 e IL-10 reduzem a iNOS. O aumento da produção de iNOS leva a uma maior destruição dos tecidos. Os inibidores do óxido nitroso têm efeitos protectores contra a reabsorção óssea e o processo inflamatório.

REGULAÇÃO DAS ESPÉCIES REACTIVAS DE OXIGÉNIO :

As respostas iniciais do hospedeiro à infeção bacteriana incluem a ativação e o recrutamento de neutrófilos e macrófagos. Estas células libertam mediadores, nomeadamente espécies reactivas de oxigénio, que são antagonistas dos biofilmes da placa, mas que, em excesso, podem desencadear a inflamação [82]. Por exemplo, o óxido nítrico (NO) é um radical livre envolvido na defesa do hospedeiro que pode ser tóxico quando presente em níveis elevados e tem sido implicado numa variedade de condições inflamatórias [83].

PAPEL NA PATOGÉNESE DA DOENÇA :

Embora a homeostase exija baixos níveis de NO nos tecidos, o NO é produzido em concentrações elevadas e sustentadas em resposta a estímulos próinflamatórios, como a endotoxina lipopolissacárida, através de NO sintases induzíveis. Concentrações locais elevadas de NO e peroxinitrito (um produto de NO mais superóxido) são citotóxicas para bactérias, fungos, protozoários e células tumorais; no entanto, estas espécies reactivas também podem causar efeitos deletérios no hospedeiro, tais como danos no ADN, peroxidação lipídica, danos nas proteínas e estimulação da libertação de citocinas inflamatórias. A formação excessiva de óxido nítrico e peroxinitrito está implicada na fisiopatologia de uma variedade de condições inflamatórias, incluindo artrite, colite ulcerosa, ileíte e choque circulatório[84].

1) Modulação do óxido nítrico pelas mercaptoalquilguanidinas

A inibição farmacológica das NO-sintases pela mercaptoalquilguanidina está associada a uma redução da inflamação, a um menor choque hemorrágico e a uma menor incidência de artrite em modelos animais[85].
Mecanismo de ação da mercaptoalquilguanidina

- Bloqueia as NO sintases induzíveis

- Captura de peroxinitritos

- Inibe a ciclo-oxigenase

Uma vez que a atividade do NO não foi detectada nos tecidos gengivais de animais estéreis, presume-se que as bactérias orais desencadeiam óxido nítrico sintase induzível (iNOS) nos tecidos periodontais[86]. Por outro lado, os ratos que carecem de iNOS mostraram uma incapacidade de matar P. gingivalis inoculado numa câmara subcutânea. Os resultados de experiências in vitro mostraram que os HGFs expressaram altos níveis de iNOS e foram capazes de modular a síntese de NO em resposta a citocitocinas como TNF-a, IL-10 e IFN-y. O modelo de periodontite induzida por ligadura em ratos foi utilizado numa experiência de prova de princípio para estudar o papel da iNOS e os efeitos da sua inibição por MEG. Os animais tratados com injeção intraperitoneal de MEG mostraram significativamente menos extravasamento de plasma e perda óssea nos locais ligados do que os controlos tratados com veículo. Estes resultados preliminares demonstraram que a periodontite induzida por ligadura aumentou a produção de NO e que a administração de MEG protegeu contra a perda óssea, sugerindo que o NO e os peroxinitritos desempenham um papel importante na patogénese da periodontite experimental.

A este respeito, um estudo utilizando um modelo de rato de periodontite induzida por ligaduras demonstrou que a administração de um inibidor de NO (mercaptoetilguanidina) levou a uma redução da perda óssea. A redução da perda óssea alveolar e da inflamação gengival após a utilização de um inibidor seletivo da iNOS, a mercaptoetilguanidina, confirma que o NO desempenha um papel deletério na fisiopatologia da periodontite e que a sua modulação pode prevenir a destruição dos tecidos [87,88]. **Leitao et al. 200589** também demonstraram que os inibidores da NOS previnem a reabsorção do osso alveolar na periodontite experimental.

2) Modulação do óxido nítrico por inibição farmacológica da enzima nuclear poli (ADP-ribose) polimerase (PARP);

Recentemente, o papel da ativação farmacológica e da inibição da enzima nuclear poli (ADP- ribose) polimerase (PARP), um mediador da toxicidade do NO a jusante, foi investigado utilizando o modelo de periodontite induzida por ligadura em ratos e ratinhos. Após a colocação de uma ligadura à volta do colo do primeiro molar mandibular esquerdo, os ratos foram injetados intraperitonealmente com um potente inibidor da PARP (por exemplo, PJ34) ou com um veículo. Os primeiros molares mandibulares direitos não ligados serviram de controlo. A análise imunohistoquímica revelou um aumento significativo da coloração PARP no tecido conjuntivo subepitelial dos locais ligados em comparação com os locais não ligados. A periodontite induzida por ligadura resultou num extravasamento acentuado de plasma para o tecido gengival e na perda de osso alveolar, em comparação com os locais não ligados. A inibição farmacológica da PARP em ratos e a disrupção do gene PARP-1 em ratinhos reduziram significativamente o extravasamento e a reabsorção do osso alveolar em locais ligados em comparação com locais não ligados. No entanto, estes resultados contradizem relatórios anteriores in vitro de fibroblastos cultivados em humanos e animais (por exemplo, macacos) derivados de locais periodontais doentes que mostram uma atividade reduzida da PARP sintase em comparação com controlos periodontais saudáveis[90].

CONCLUSÃO

Aumento da produção de iNOS por células inflamatórias residentes e infiltrantes na patogénese da doença periodontal associada à placa bacteriana. A expressão da iNOS pode ser o resultado de uma estimulação imunitária direta (produtos da parede bacteriana) e/ou indireta (citocinas pró-inflamatórias). A produção local excessiva de NO pode ser benéfica, ao eliminar as bactérias invasoras, e prejudicial, ao induzir inflamação e aumento da reabsorção óssea. A inibição da iNOS na periodontite por vários agentes, como as mercaptoalquilguanidinas e a PARP, reduz o grau de inflamação e é benéfica, pelo menos a curto prazo. São necessários mais estudos pré-clínicos para avaliar o efeito deste agente na progressão da doença periodontal. Outros mediadores inflamatórios do hospedeiro cuja modulação está a ser investigada incluem o fator nuclear kappa в e as moléculas de adesão das células endoteliais. No entanto, o papel destes mediadores inflamatórios na periodontite continua por elucidar.

<u>OUTRAS TERAPIAS RECENTES DE MODULAÇÃO DO HOSPEDEIRO</u>

Foram investigados vários agentes moduladores locais do hospedeiro para utilização potencial como adjuvantes em procedimentos cirúrgicos, não só para melhorar a cicatrização de feridas, mas também para estimular a regeneração do osso perdido, do ligamento periodontal e do cemento, de modo a restaurar o aparelho de fixação periodontal completo. Estes incluem proteínas da matriz do esmalte (Emdogain), probióticos, vacina periodontal, nutrição, etc. O único agente modulador local do hospedeiro atualmente aprovado pela FDA para utilização como adjuvante durante a cirurgia é o Emdogain. Foram também experimentados outros agentes para modular a resposta do hospedeiro, estando estes agentes a ser analisados quanto às suas vantagens e desvantagens.

1) PROBIÓTICOS

Os probióticos têm demonstrado um potencial significativo como opções terapêuticas para uma variedade de doenças, uma vez que se sabe que modulam os perfis de secreção de citocinas, influenciam as populações de células T, protegem contra o stress fisiológico e melhoram a função das células epiteliais intestinais e a secreção de anticorpos.[91] Recentemente, **Teughels *et al* (2011)**[92] investigaram a utilização de probióticos para influenciar a microbiota periodontal e a saúde periodontal e concluíram que os probióticos podem oferecer oportunidades para manipular a microbiota oral e a saúde periodontal, quer através de interações microbiológicas diretas, quer através de interações imunomoduladoras.

2) VACINAS PERIODONTAIS

George Hajishengallis (2009)[93] referiu que os receptores do tipo Toll (TLRs) podem ser novos alvos para a terapia de modulação do hospedeiro na periodontite, uma vez que a manipulação da sinalização dos TLRs pode contribuir para o controlo da infeção ou para a regulação da inflamação e, além disso, os agonistas sintéticos ou naturais dos TLRs podem servir como novos adjuvantes para as vacinas periodontais. **Yokoyama *et al* 2007**[94] também demonstraram que o anticorpo de gema de ovo contra *Porphyromonas gingivalis* (IgY-GP) demonstrou ser um agente imunoterapêutico eficaz no tratamento da periodontite. **Choi *et al* 2001**[9] relataram que a imunização prévia de ratinhos contra *Fusobacterium nucleatum* modulou as respostas imunitárias do hospedeiro contra *Porphyromonas gingivalis* a nível humoral, celular e molecular.

3) NUTRIENTES

Os nutrientes, que incluem antioxidantes extracelulares essenciais, como a vitamina C, a vitamina E, os carotenóides, o glutatião reduzido e os ácidos gordos ómega 3, podem também atuar como moduladores da inflamação, eliminando os radicais livres à medida que estes se formam, sequestrando iões de metais de transição e catalisando a formação de outras moléculas.[96] Estudos demonstraram igualmente que o sumo de arando contém moléculas (proantocianidinas de arando do tipo A: AC-PAC) que inibem as MMP, a interleucina-6, a interleucina-8 e a produção de prostaglandina E pelos fibroblastos gengivais activados por lipopolissacarídeos, e que poderiam, por conseguinte, ser utilizadas como um novo agente modulador do hospedeiro para inibir a destruição dos tecidos durante a periodontite[97,98].

A) Ácidos gordos ómega 3

Os ácidos gordos ómega 3 foram estudados com o objetivo de bloquear a cascata do ácido araquidónico na doença periodontal induzida em ratos. A sua utilização inibiria a produção não só de prostanóides derivados da via da COX, mas também de leucotrienos derivados da via da lipooxigenase. Os autores basearam a sua abordagem terapêutica em dois factos: em primeiro lugar, o leucotrieno B4, um mediador formado a partir do ácido araquidónico pela via da lipoxigenase, desempenha um papel importante na reabsorção do osso alveolar; em segundo lugar, a inibição da COX pelos AINEs levaria a uma acumulação de ácido araquidónico, que poderia ser metabolizado pela via da lipoxigenase e resultar numa perda óssea contínua. Os autores também combinaram ácidos gordos ómega 3 com celecoxib, procurando uma sinergia nos efeitos anti-inflamatórios destes dois agentes. A terapia combinada resultou em reduções significativas e maiores nos níveis de prostaglandinas, leucotrieno B4 e fator ativador de plaquetas, que é também um mediador pró-inflamatório, nos tecidos periodontais. Não foi observado qualquer efeito significativo na perda óssea, o que está relacionado com o curto período de avaliação[99].

B) Fração de arando

Foi realizado um estudo para examinar o efeito de uma fração de arando enriquecida com proantocianidina, preparada a partir de sumo de arando concentrado, na produção de mediadores inflamatórios por fibroblastos gengivais estimulados por lipopolissacárido (LPS) de Aggregatibacter actinomycetemcomitans. Produção de interleucina (IL)-6, IL-8 e prostaglandina E2 (PGE2) por fibroblastos tratados com fração de arando e estimulados por LPS de Aggregatibacter actinomycetemcomitans.

O LPS de A. actinomycetemcomitans foi avaliado por imunoensaio enzimático. As alterações induzidas pelo LPS de A. actinomycetemcomitans e pela fração de arando na expressão e no estado de fosforilação das proteínas de sinalização intracelular dos fibroblastos foram caracterizadas por microarrays de anticorpos.

As respostas dos fibroblastos gengivais a IL-6, IL-8 e PGE2 induzidas por LPS foram inibidas pelo tratamento com a fração de arando. Esta fração inibe as proteínas de sinalização intracelular dos fibroblastos, um fenómeno que pode levar a uma regulação negativa da atividade da proteína activadora-1. Os componentes do arando também reduziram a expressão da ciclo-oxigenase 2. Este estudo sugere que o sumo de arando contém moléculas com propriedades interessantes para o desenvolvimento de novas estratégias terapêuticas moduladoras do hospedeiro no tratamento adjuvante da periodontite[97,98].

C) Proantocianidinas de sementes de uva

Durante a fagocitose ou a estimulação por componentes bacterianos, os macrófagos activam vários processos celulares, incluindo a produção de espécies reactivas de oxigénio (ROS) e de espécies reactivas de azoto (RNS), que são essenciais para uma defesa bem sucedida contra organismos invasores. O aumento dos níveis de ROS/RNS cria um stress oxidativo que conduz à destruição dos tecidos e dos ossos. As proantocianidinas das grainhas de uva possuem um vasto leque de propriedades biológicas contra o stress oxidativo. Num estudo, os autores examinaram os efeitos de um extrato de proantocianidina de grainhas de uva (GSE) e de polifenóis comerciais na produção de ROS e RNS e na expressão proteica da óxido nítrico sintase induzível (iNOS) por macrófagos murinos estimulados com lipopolissacárido (LPS) de periodontopatógenos. O GSE diminuiu fortemente a produção de NO e ROS e a expressão de iNOS por macrófagos estimulados com LPS. A GSE também mostrou um forte efeito inibitório na produção de NO sem afetar a expressão de iNOS, mas aumentando ligeiramente a produção de ROS. A EGCG mostrou um efeito inibitório na produção de NO e ROS e na expressão de iNOS pelos macrófagos. Os resultados demonstram que as proantocianidinas têm poderosas propriedades antioxidantes e devem ser consideradas como um potencial agente na prevenção da doença periodontal[100].

4) HMT ADMINISTRADO LOCALMENTE

A) Proteínas da matriz do esmalte

Pensa-se que, durante o desenvolvimento da raiz e do aparelho de fixação, existe uma fase secretora em que as bainhas epiteliais radiculares de Hertwig segregam proteínas da matriz ligadas ao esmalte.[101] O derivado da matriz do esmalte está agora disponível comercialmente para o tratamento de defeitos periodontais sob o nome Emdogain® (Biora AB, Malmo, Suécia), que recebeu a aprovação da FDA.[102] O princípio básico subjacente à utilização do Emdogain é que actua como um modulador da cicatrização tecidular que imita os eventos que ocorrem durante o desenvolvimento radicular e ajuda a estimular a regeneração periodontal.[103,104,105] As proteínas da matriz do esmalte (EMD) iniciam a regeneração periodontal recrutando cementoblastos para a superfície da raiz e estimulando-os a formar cimento radicular, o que depois leva à regeneração das fibras periodontais e do osso alveolar.[106]

B) Fator de crescimento derivado das plaquetas

A FDA aprovou o Growth-fator Enhanced Matrix, GEM 21S® (Osteohealth, Shirley, NY), que é uma combinação de PDGF-BB humano recombinante purificado e altamente bioativo com matriz óssea osteocondutora.[107] O fator de crescimento derivado das plaquetas (PDGF), enquanto agente modulador do hospedeiro, pode aumentar a quimiotaxia dos neutrófilos e monócitos, estimular a proliferaçço dos fibroblastos e a stntese da matriz extracelular, aumentar a proliferaçço e a diferenciaçço das cplulas endoteliais, estimular a proliferaçço das cplulas progenitoras mesenquimais e a diferenciaçço dos fibroblastos. **Nevins *et al*(2005)[108]** demonstraram que o rhPDGF-BB purificado misturado com aloenxerto ósseo resultou numa regeneração periodontal robusta em furcações de classe II e defeitos intra-ósseos interproximais.

C) Anticorpos monoclonais

Atualmente, a terapêutica anti-citocinas que utiliza anticorpos monoclonais anti-IL-1 ou anti-fator de necrose tumoral-a e receptores solúveis do fator de necrose tumoral foi aprovada para o tratamento da artrite reumatoide, da doença de Crohn, da artrite juvenil e da artrite psoriática. Atualmente, estão a ser avaliadas várias terapêuticas específicas, incluindo o abatacept (que interfere com a co-estimulação), o rituximab (um agente anti-células B) e o tocilizumab (um anticorpo anti- recetor de IL-6). Nos ensaios de fase II, todos estes agentes produziram uma melhoria clínica significativa, embora modesta, e os ensaios de fase III foram parcialmente concluídos com resultados semelhantes.

D) Espironolactona

Outro fármaco, o inibidor da aldosterona espironolactona, tem atividade anti-fator de necrose tumoral-a. Os modelos de choque endotóxico mostraram uma redução significativa dos níveis de fator de necrose tumoral-a em resposta ao tratamento com espironolactona, o que sugere que a espironolactona actua como inibidor do fator de necrose tumoral. No entanto, os ratos tratados com espironolactona não mostraram uma redução significativa da destruição do osso alveolar em comparação com os ratos não tratados num modelo de periodontite. A falta de eficácia do tratamento com espironolactona pode ser explicada pelo rápido metabolismo da espironolactona e pela sua inibição incompleta da produção do fator de necrose tumoral nos ratos[110].

E) Modulação do TNF por micróbios

Uma vasta gama de micróbios desenvolveu mecanismos elegantes para ultrapassar ou desviar as respostas do hospedeiro mediadas pelo TNF. Por exemplo, as proteínas moduladoras codificadas por várias famílias de vírus podem bloquear o TNF e as respostas mediadas pelo TNF a vários níveis, tais como a inibição do ligando do TNF ou dos seus receptores, ou através da modulação de moléculas de transdução chave na via de sinalização do TNF. As bactérias, por outro lado, tendem a modificar as respostas mediadas pelo TNF especificamente através da regulação de componentes da via de sinalização do TNF. O estudo destas várias estratégias utilizadas pelos agentes patogénicos virais e bacterianos fez avançar significativamente a nossa compreensão das respostas do hospedeiro ao TNF e da patogénese microbiana. [111]

F) MRA (anticorpo anti-recetor de interleucina-6 de ratinho)

O MRA é um anticorpo humanizado derivado de um anticorpo anti-recetor de interleucina-6 de ratinho, que pode ser administrado repetidamente devido à sua baixa antigenicidade no ser humano. O MRA inibe a função da interleucina-6 bloqueando a ligação da interleucina-6 ao recetor da interleucina-6, impedindo assim o desenvolvimento de artrite induzida por colagénio em macacos cynomolgus cuja interleucina-6R reage de forma cruzada com o MRA. Estes dados sugerem que o ARM tem efeitos anti-artríticos. O tratamento com ARM de doentes com artrite reumatoide num estudo multicêntrico, em dupla ocultação e controlado por placebo indica que o ARM é tão eficaz como as terapias anti-fator de necrose tumoral alfa e anti-interleucina-1 [(112).]

G) Pentoxifilina

A pentoxifilina (PTX), um derivado da metilxantina, bloqueia especificamente a síntese do TNF-a, entre outras citocinas, através da inibição da transcrição do gene, reduzindo assim a acumulação do ARNm do TNF-a. Verificou-se que a pentoxifilina reduz a síntese de TNF-a através da inibição da transcrição do gene do TNF-a e modula a síntese de outras citocinas, como a IL-1b, a IL-6, a IL-8 e o TNF-0. Assim, o efeito protetor da PTX poderia ser explicado pela sua capacidade de inibir a produção de citocinas inflamatórias ou de estimular a produção de citocinas anti-inflamatórias. [113]

H) Talidomida

A talidomida (TLD), uma a-N-ftalimidoglutarimida, é um derivado sintético do ácido glutâmico cujo efeito teratogénico, devido à sua atividade inibidora da angiogénese, é bem conhecido. Este medicamento demonstrou ser eficaz no tratamento de úlceras aftosas da boca em doentes infectados com o vírus da imunodeficiência humana (VIH). Foi demonstrado que a talidomida inibe a produção de TNF-a, aumentando a degradação do seu ARN mensageiro, sem afetar a produção de IL-1 ou IL-6. De facto, os doentes com eritema nodoso da lepra, VIH, mieloma múltiplo ou tuberculose em tratamento com DTL

O tratamento mostrou uma redução dos sintomas clínicos correlacionada com o nível de

níveis. [114]

TNF-a no soro.

I) Ácido hipocloroso e taurina-N-Monocloramina

Tem sido relatado que o ácido hipocloroso (HOCl) e a taurina-N- monocloramina (TauCl), que são os produtos finais da explosão respiratória dos neutrófilos, modulam a resposta inflamatória do hospedeiro através da inibição da produção de interleucina-6, prostaglandinas e outras substâncias pró-inflamatórias. Assim, o HOCl e o TauCl, que desempenham um papel crucial no processo inflamatório periodontal, oferecem oportunidades para o desenvolvimento de novas terapias de modulação do hospedeiro para o tratamento da periodontite.[115] Recentemente, **Lorenz *et al* (2009)**[116] avaliaram a influência de bochechos com 2 e 3% de N-clorotaurina na placa dentária e demonstraram que o enxaguamento com 10 ml da solução de teste duas vezes por dia durante 4 dias reduziu a vitalidade da placa.

J) Cimetidina

A cimetidina é um potente antagonista dos receptores H2-(Histamina) e, por conseguinte, elimina os efeitos inibitórios da histamina na resposta imunitária, actuando como um modulador da inflamação e da imunidade através da inibição da quimiotaxia dos neutrófilos e da produção de superóxido, aumentando os níveis de monofosfato de adenosina cíclico (AMPc) e reduzindo a regulação das citocinas. **Hasturk *et al* (2006)**[117] forneceram evidências morfológicas e histológicas de que a cimetidina tópica é um potente inibidor da inflamação periodontal *desencadeada por P. gingivalis e* pode parar e/ou prevenir a destruição dos tecidos e influenciar as populações celulares presentes no infiltrado de células inflamatórias.

5 INTERRUPÇÃO DAS VIAS DE SINALIZAÇÃO DAS CÉLULAS INFLAMATÓRIAS PARA O TRATAMENTO DA PERIODONTITE

Para inibir a produção de citocinas pró-inflamatórias ou estimular a produção de citocinas anti-inflamatórias, as vias de sinalização celular, como a proteína quinase activada por mitogénio (MAPK), o fator nuclear kappa B (NFκB), Janus kinase/transdutores de sinal e activadores da transcrição (JAK/STAT) e recetor ativador do fator nuclear kappa B (Rank)-recetor kappa B ligando (Rankl)-osteoprotegerina (OPG) dependem de uma série de moléculas intermediárias de sinalização para funcionarem de forma ininterrupta. O bloqueio destas vias ou moléculas de sinalização intermédias com a HMT pode ser mais eficaz do que o bloqueio de citocinas específicas[118]. Verificou-se também que a atividade das citocinas é igualmente controlada por supressores da sinalização das citocinas (SOCS - SOCS-1, - 2 e -3), que, quando expressos, regulam negativamente a transdução de sinal e a produção de citocinas inflamatórias como parte de um ciclo de feedback inibitório [119,120]. Com base em dados clínicos, **Souza** *et al.* listaram alguns dos inibidores destas vias de sinalização que foram fabricados e demonstraram ter atividade anti-inflamatória: SD-282, SC-409, SB (SmithKline Beecham) -242235, AW-814141, BIRB-796 (Boehringer Ingelheim Pharmaceuticals Inc....Ridgefield, CT, USA) e VX-702, que actuam como inibidores da p38; SP600125 (Celgene Corporation, San Diego, California, USA) como inibidor da c-Jun N-terminal kinase (JNK); como inibidor da Extracellular-Signal-Regulated Kinase (ERK); BMS (Bristol-Myers Squibb)-345541 como inibidor DO NFκB; CP-690550 (Pfizer) como inibidor da JK3[118].Lima *et al* (2004)[120] também demonstraram o papel protetor da pentoxifilina (PTX), um derivado da metilxantina, na periodontite experimental como inibidor da síntese de citocinas, principalmente do fator de necrose tumoral (TNF). Do mesmo modo, várias vias de sinalização intracelular envolvidas na osteoclastogénese, activadas pela ligação RANK-RANKL, são bloqueadas pela osteoprotegerina (um inibidor natural do RANKL), que actua como chamariz e bloqueia a ligação do RANKL ao RANK. Além disso, o papel protetor da OPG também foi confirmado pela associação da gravidade da doença com um aumento do rácio RANKL/osteoprotegerina em locais periodontais inflamados [121]. Assim, a modulação do eixo *RANKL/RANK/osteoprotegerina por* agentes farmacoterapêuticos pode levar a um aumento da osteoprotegerina e a uma diminuição do RANKL para um nível compatível com um estado de equilíbrio entre a formação e a destruição óssea [122]. **Jin Q** *et al* **(2007)**[123] demonstraram que a administração sistémica da proteína de fusão OPG-Fc inibiu a reabsorção óssea alveolar na periodontite experimental, confirmando que a inibição do RANKL pode representar uma estratégia terapêutica importante para a prevenção da perda óssea alveolar progressiva. Os estudos realizados até à data indicam que os inibidores do RANKL, como um anticorpo monoclonal totalmente humano que visa especificamente o RANKL e que está atualmente disponível como denosumab (Denosumab, Amgen), podem levar a um aumento da densidade mineral óssea e a uma diminuição da reabsorção óssea[121].

CONCLUSÃO

Têm sido desenvolvidas várias estratégias de tratamento para combater a resposta do hospedeiro à infeção periodontal. Os inibidores da metaloproteinase da matriz, como as formulações de baixa dose de doxiciclina, têm sido utilizados em combinação com a destartarização e o planeamento radicular ou a terapia cirúrgica. Atualmente, a dose subantimicrobiana de doxiciclina proporciona uma melhor redução da profundidade de sondagem e ganho de fixação em comparação com a instrumentação da superfície radicular isolada e é o único modulador da resposta do hospedeiro licenciado e aprovado disponível para os dentistas até à data. Além disso, as populações de doentes de alto risco, como os doentes com doença periodontal refractária, beneficiaram da administração de metaloproteinase da matriz. Foram obtidos resultados encorajadores com os antagonistas solúveis do fator de necrose tumoral e da interleucina-1 administrados localmente aos tecidos periodontais em primatas não humanos, bem como dados mais recentes que utilizam vectores de terapia genética para proporcionar a administração a longo prazo de antagonistas do recetor do fator de necrose tumoral ao periodonto. Além disso, a utilização de lipoxinas demonstrou um potencial significativo na gestão da resposta do hospedeiro à periodontite.

Embora a utilização de fármacos anti-inflamatórios não esteróides tenha sido associada a uma redução da perda óssea alveolar, os efeitos adversos destes fármacos impedem a sua utilização. Da mesma forma, embora tenham sido publicadas evidências que apoiam o uso de bisfosfonatos para melhorar o estado clínico periodontal, dada a associação com a osteonecrose, são necessários mais estudos para determinar os riscos e benefícios destes fármacos. Foi demonstrado que as lipoxinas e os compostos que bloqueiam os receptores de citocinas reduzem a inflamação gengival e a perda óssea em modelos animais e podem representar o futuro da modulação da resposta do hospedeiro para o tratamento da doença periodontal, embora tal ainda tenha de ser demonstrado em ensaios clínicos em humanos. Estas terapias poderão representar a próxima vaga de quimioterapias específicas para o tratamento da periodontite crónica.

Outras estratégias terapêuticas que estão a ser exploradas visam inibir as vias de transdução de sinal envolvidas na inflamação. Os inibidores farmacológicos das vias NF-kB e p38 MAPK estão a ser ativamente desenvolvidos para tratar a artrite reumatoide e as doenças ósseas inflamatórias. Com esta nova estratégia, os mediadores inflamatórios, incluindo as citocinas pró-inflamatórias (interleucina-1, fator de necrose tumoral, interleucina-6), as metaloproteinases da matriz e outras, seriam inibidos ao nível das vias de sinalização celular necessárias para a ativação dos factores de transcrição necessários para a expressão dos genes inflamatórios ou para a estabilidade do ARNm.

Em resumo, os moduladores da resposta do hospedeiro devem ser considerados como parte da estratégia global de gestão dos doentes com periodontite. Devem, portanto, fazer parte de uma abordagem terapêutica integrada, juntamente com a higiene, o controlo da placa bacteriana, a instrumentação da superfície radicular, os cuidados de manutenção e a modificação dos factores de risco. A doença periodontal é uma condição infeliz e angustiante, e muitos pacientes ficam aliviados ao descobrir que são possíveis estratégias de tratamento multifacetadas, incluindo, por exemplo, a instrumentação da superfície radicular, a supressão enzimática e a modificação dos factores de risco locais e sistémicos. Assim, a terapia periodontal no século XXI deve não só envolver tratamento e monitorização clínicos de alto nível, mas também centrar-se no envolvimento do paciente e na melhoria da sua experiência. O futuro assistirá ao desenvolvimento de uma gama de moduladores da resposta do hospedeiro como tratamentos adjuvantes para a periodontite.

REFERÊNCIAS

1. Giannobile WV. Terapêutica da resposta do hospedeiro para a doença periodontal. Jornal de Periodontol 2008;79:592-600.

2. Grossi, S.G et al. Assessement of risk of periodontal disease (Avaliação do risco de doença periodontal). Jornal de periodontologia 1994;65: 260-267.

3. Korman. Variação genética na expressão de citocinas: um fator de risco para a gravidade da periodontite do adulto. Anais de Periodontologia 1998;3:327-338.

4. William e Golub et al. Doença periodontal. N Engl J Med 1990;322:373-82.

5. Kornman KS. PMN, leucócitos polimorfonucleares; LPS, lipopolissacárido. Clin Infect Dis 1999;28:520.

6. Morton, R.S. e Dongari A.I. A ciclo-oxigenase-2 é regulada positivamente no tecido gengival inflamado. Jornal de periodontologia 2001;72:461-469.

7. Noguchi, K., Shitashige, M., Endo, H., Kondo, H., Yotsumoto, Y., Izumi, Y., Nitta, H. & Ishikawa, I. Envolvimento da ciclo-oxigenase- 2 na produção de prostaglandina induzida pelo soro em células epiteliais gengivais orais humanas. Journal of Periodontal Research 2001;36:124-130.

8. Chang, Y. C., Tsai, C. H., Yang, S. H., Liu, C. M. & Xhou, M. Y. Indução do mRNA da ciclooxigenase-2 e expressão proteica em fibroblastos gengivais humanos estimulados por nicotina. Journal of Periodontal Research 2003;38:496-501.

9. Shimizu, N., Ozawa, Y., Yamaguchi, M., Goseki, T., Ohzeki, K. & Abiko, Y. Indução da expressão de COX-2 por força de tensão mecânica em células do ligamento periodontal humano. Journal of Periodontology 1998;69:670-677.

10. Offenbacher, S., Heasman, P. A. & Collins, J. G. Modulação da secreção de PGE2 do hospedeiro como determinante da expressão da doença periodontal. Journal of Periodontology 1993;64:432-444.

11. Vane, J. R. Inibição da síntese de prostaglandinas como mecanismo de ação de fármacos semelhantes à aspirina. Nature New Biology 1971;231:232-235.

12. Fitzgerald, G. A. & Patrono, C. Os coxibs, inibidores selectivos da ciclooxigenase-2. The New England Journal of Medicine 2001;345 : 433-442.

13. Lasfargues, J. J. & Saffar, J. L. Effect of indomethacin on bone destruction during experimental periodontal disease in the hamster. Journal of Periodontal Research 1983;18:110-117.

14. Williams RC, Jeffcoat MK, Howell TH, Hall CM, Johnson HG, Wechter WJ, Goldhaber P. Tratamento da periodontite em beagles com indometacina ou flurbiprofeno: comparação do efeito na perda óssea. J Periodontal Res 1987; 22: 403407.

15. Jeffcoat, M. K., Williams, R. C., Johnson, H. G., Gandrup, J. S. & Goldhaber, P. Flurbiprofen treatment of periodontal disease in beagles. Journal of Periodontal Research1986;21:624-633.

16. Williams RC, Reddy MS, English R, Goldhaber P. Tratamento com flurbiprofeno da periodontite humana: efeito na altura do osso alveolar e no metabolismo. J Periodontal Res 1989;23:381-385.

17. Howell TH, Reddy MS, Johnson HG, Hall CM, Goldhaber P. Ibuprofeno: um inibidor da reabsorção óssea alveolar em beagles. J Periodontal Res 1990;23:225-22.

18. Kornman KS, Blodgett RF, Brunsvold M, Holt SC. Efeitos de aplicações tópicas de ácido meclofenâmico e ibuprofeno na perda óssea, microbiota subgengival e resposta gengival de PMN no primata Macaca fascicularis. J Periodontal Res 1991;25:300-307.

19. Li KL, Vogel R, Jeffcoat MK, Alfano MC, Smith MA, Collins JG, Offenbacher S. O efeito dos cremes de cetoprofeno na doença periodontal em macacos rhesus. J Periodontal Res 1996;31:525-532.

20. Gurgel de Vasconcelos, B. C., Duarte, P. M., Nociti, F. H. Jr, Sallum, E. A., Casati, M. Z., Sallum, A. W. & de Toledo, S. Impacto de um anti-inflamatório

21. e a sua retirada na progressão da periodontite experimental em ratos. Jornal de Periodontologia 2004; 75:1613-1618.

22. Wait M, Sanavi F, Zander H, Rifkin BR. O efeito da indometacina na perda óssea alveolar na periodontite experimental. J Periodontal Res 1981;17:90-100.

23. Jeffcoat, M. K., Williams, R. C., Reddy, M. S., English, R. & Goldhaber, P.

Tratamento com flurbiprofeno da periodontite humana: efeito na altura do osso alveolar e no metabolismo. Journal of Periodontal Research 1988;23:381-385.

24. Johnson, R. H., Armitage, G. C., Francisco, C. & Page, R. C. Avaliação da eficácia de um medicamento anti-inflamatório não esteroide, Naprosyns, no tratamento da gengivite. Journal of Periodontal Research 1990;25:230-235.

25. Reddy, M. S., Palcanis, K. G., Barnett, M. L., Haigh, S., Charles, C. H. & Jeffcoat, M. K. Eficácia do meclofenamato de sódio (Meclomen) no tratamento da periodontite de progressão rápida. Journal of Clinical Periodontology1993;20:635-640.

26. Jeffcoat, M. K., Reddy, M. S., Haigh, S., Buchanan, W., Doyle, M. J., Meredith, M. P., Nelson, S. L., Goodale, M. B. & Wehmeyer, K. R. A comparison of topical ketorolac, systemic flurbiprofen, and placebo for the inhibition of bone loss in adult periodontitis. Journal of Periodontology 1995;66:329-338.

27. Sekino, S., Ramberg, P. & Lindhe, J. O efeito da administração sistémica de ibuprofeno no modelo de gengivite experimental. Jornal de Periodontologia Clínica 2005;32:182-187

28. Salvi GE, Williams RC, Offenbacher S. Anti-inflamatórios não esteróides como adjuvantes no tratamento de doenças periodontais e peri-implantite. Curr Opin Periodontol 1997;4:51-58.

29. Birkedal-Hansen, H., Moore, W. G., Bodden, M. K., Windsor, L. J., Birkedal-Hansen, B., DeCarlo, A. & Engler, J. A. Matrix metalloproteinases: a review. Critical Reviews in Oral Biology and Medicine 1993;4:197-250.

30. Ryan, M. E. & Golub, L. M. Modulação das actividades das metaloproteinases da matriz na periodontite como estratégia de tratamento. Periodontologia 2000. 2000;24:226-238.

31. Nakaya et al. Effects of interleukin- 1 beta on matrix metalloprotiens -3 level in human periodontal ligament cells. Journal of periodontology 1997;68:517- 523.

32. Choi, B. K., Jung, J. H., Suh, H. Y., Yoo, Y. J., Cho, K. S., Chai, J. K. & Kim, C. K. Ativação da metaloproteinase-2 da matriz por uma nova espécie de espiroqueta oral Treponema lecithinolyticum. Journal of Periodontology 2001;72:1594- 1600.

33. Choi, B. K., Lee, H. J., Kang, J. H., Jecong, G. J., Min, C. K. & Yoo, Y. J.

Indução da osteoclastogénese e da expressão da metaloproteinase da matriz pelo lipopolissacárido de Treponema denticola. Infection and Immunity 2003;71:226-233.

34. Achong, R., Nishimura, I., Ramachandran, H., Howell, T. H., Fiorellini, J. P.

35. & Karimbux, N. Y. Membrane type (MT) 1-matrix metalloproteinase (MMP) and MMP-2 expression in ligature-induced periodontitis in the rat. Journal of Periodontology 2003;74:494-500.

36. Cesar Neto, J. B., de Souza, A. P., Barbieri, D., Moreno, H. Jr. e Sallum, E. A.

37. & Nociti, F. H. A matriz metaloproteinase-2 pode estar envolvida no aumento da perda óssea associada à periodontite experimental e ao tabagismo: um estudo em ratos. Journal of Periodontology 2004;75:995-1000.

38. Golub, L. M., Lee, H. M., Greenwald, R. A., Ryan, M. E., Sorsa, T., Salo, T. & Giannobile, W. V. Um inibidor da metaloproteinase matricial reduz os fragmentos de degradação do colagénio do tipo ósseo e as colagenases específicas no fluido crevicular gengival durante a periodontite do adulto. Inflammation Research1997;46:310-319.

39. Chen, H. Y, Cox, S. W., Eley, B. M., Ma'ntyla", P., Ro'nka", H. & Sorsa, T. Matrix metalloproteinase-8 and elastase activities in gingival crevicular fluid from chronic adult periodontitis patients. Journal of Clinical Periodontology 2000;27:366-369.

40. Smith, P. C., Munoz, V. C., Collados, L. & Oyarzun, A. D. Deteção in situ da metaloproteinase-9 da matriz (MMP-9) no epitélio gengival na doença periodontal humana. Journal of Periodontal Research 2004;39:87-92.

41. Golub, L. M., McNamara, T. F., Ryan, M. E., Kohut, B., Blieden, T., Payonk, G., Sipos, T. & Baron, H. J. Tratamento adjuvante, com doses subantimicrobianas de doxiciclina: efeitos na atividade da colagenase do fluido gengival e na perda de aderência na periodontite em adultos. Journal of Clinical Periodontology 2001;28:146- 156.

42. Caton, J. G., Ciancio, S. G., Blieden, T. M., Bradshaw, M., Crout, R. J., Hefti, A. F., Massaro, J. M., Polson, A. M., Thomas, J. & Walker, C. O tratamento com doxiciclina em dose subantimicrobiana melhora a eficácia da raspagem e alisamento radicular em pacientes com periodontite em adultos. Journal of Periodontology 2000;71:521-532.

43. Preshaw, P. M., Hefti, A. F., Novak, M. J., Michalowicz, B. S., Pihlstrom, B. L., Schoor, R., Trummel, C. L., Dean, J., Van Dyke, T. E., Walker, C. B. & Bradshaw, M. H. A dose subantimicrobiana de doxiciclina aumenta a eficácia

da destartarização e alisamento radicular na periodontite crónica: um ensaio multicêntrico. Jornal de Peridodontologia 2004;75:1068-1076.

44. Salvi GE, Lang NP. Modulação da resposta do hospedeiro no tratamento da doença periodontal. J Clinical Periodontal 2005;32(suppl.6):108-129.

45. D.T Graves e D.Cocharan. A contribuição da interleucina-1 e do fator de necrose tumoral para a destruição dos tecidos periodontais. J.periodontal ; março de 2003 :(revisão do estado da arte)

46. Assuma R, Oates, Cochran D, Graves D. Os antagonistas de IL-1 e TNF inibem a resposta inflamatória e a perda óssea na periodontite experimental. J Of Immunol 1998;160:403-409

47. Delima, A. J., Oates, T., Assuma, R., Schwarzt, Z., Cochran, D. L., Amar, S. & Graves, D. T. Soluble antagonists to interleukin-1 (IL-1) and tumor necrosis fator (TNF) inhibit loss of tissue attachment in experimental periodontitis.Journal of Clinical Periodontology 2001; 28:233-240.

48. Essner, R., Rhoades, K., McBride, W., Morton, D. & Economou, J. IL-4 downregulates IL-1 and TNF gene expression in human monocytes. Journal of Immunology 1989;142:3857-3861.

49. Trepicchio, W. L., Bozza, M., Pedneault, G. & Domer, A. J. Recombinant human IL- 11 attenuates the inflammatory response by down-regulating pro-inflammatory cytokine release and nitric oxide production. Journal of Immunology 1996;157:3627-3634.

50. Martuscelli, G., Fiorellini, J. P., Crohin, C. C. & Howell, T. H. O efeito da interleucina 11 na progressão da doença periodontal induzida por ligadura no cão beagle. Journalof Periodontology 2000;71:573-578.

51. Hudson, B. I. & Schmidt, A. M. RAGE: um novo alvo para a intervenção medicamentosa na doença vascular diabética. PharmacologyResearch 2004;21:1079-1086.

52. Hudson, B. I., Bucciarelli, L. G., Wendt, T., Sakaguchi, T., Lalla, E., Qu, W., Lu, Y., Lee, L., Stern, D. M., Naka, Y., Ramasamy, R., Yan, S. D., Yan, S. F., D&aposAgati, V. & Schmidt, A. M. Blockade of recetor for advanced glycation endproducts : a new target for therapeutic intervention in diabetic complications and inflammatory disorders. Archives of Biochemistry and

Biophysics 2003;419:80-88.

53. Vlassara, H., Brownlee, M., Manogue, K. R., Dinarello, C. A. & Pasagian, A. Cachectin/TNF e IL-1 induzidos por proteínas modificadas pela glucose: papel na remodelação de tecidos normais . Science 1988;24:1546-1548.

54. Lalla, E., Lamster, I. B., Feit, M., Huang, L., Spessot, A., Qu, W., Kislinger, T. Y., Stern, D. M. & Schmidt, A. M. RAGE blockade suppresses periodontitis-associated bone loss in diabetic mice. Journal of Clinical Investigation 2000;105:1117-1124.

55. Minkle Gulati et al. Terapia de modulação do hospedeiro: uma parte indispensável dos perioceuticos. JISP 2014; Vol 18:issue3.

56. Mercado F, Marshall RI, Klestov AC, Bartold PM. Existe uma relação entre a artrite reumatoide e a doença periodontal? J Clin Periodontol 2000;27:267-272.

57. Mercado FB, Marshall RI, Bartold PM. Inter-relações entre a artrite reumatoide e a doença periodontal. Uma revisão. J Clin Periodontol 2003;30:761-772.

58. Shinozaki T, Pritzker KP. Regulação da fosfatase alcalina: Implicações para a dissolução de cristais de pirofosfato de cálcio desidratado e outras funções da fosfatase alcalina. J Rheumatol 1996; 23:677 -683.

59. Teng, Y.T, Nguyen, H., Gao, X., Kong, Y. Y., Gorczynski, R. M., Singh, B., Ellen, R. P. & Penninger, J. M. Functional human T-cell immunity and osteoprotegerin ligand control alveolar bone destruction in periodontal infection. Journal of Clinical Investigation 2000;106:R59-R67

60. Vitte C, Fleisch H, Guenther HL. Os bisfosfonatos induzem os osteoblastos a segregar um inibidor da reabsorção mediada por osteoclastos. Endocrinol 1996; 137:2324-2333

61. Fleisch H. Mecanismos de ação dos bisfosfonatos. Medicina 1997;57 (Suppt. 1):65-75.

62. Reisch H. Bisfosfonatos: Mecanismos de ação e utilização clínica na osteoporose - uma atualização. Horme MetabRes 1997;29:145-150.

63. Serafini AN. Terapia da dor óssea metastática. J NuclMed 2001;42:895-906.

64. Brunsvold MA, Chaves ES, Kornman KS, et al. Efeitos de um bifosfonato na periodontite experimental em macacos. J Periodontol1992;63:825-830.

65. Reddy MS, Weatherford TW III, Smith CA, et al. Alendronate treatment of naturally occurring periodontitis in beagle dogs. J Periodontol 1995;66:211-217.

66. A Cheng,CG Daly,RM Logan,B Stein AN Goss, Osso alveolar e os bisfosfonatos, Australian Dental Journal 2009; 54:(1 Suppl): S51-S61.

67. Howard C et al , Bisphosphonates and periodontal therapy for the regulation of bone mass, J Periodontol vol 7;number 7 : July 2002

68. Sato M et al. Ação dos bisfosfonatos. Localização do alendronato no osso de rato e efeitos na ultraestrutura dos osteoclastos. J Clin Invest 1991;88;2095-2105.

69. Adamu S et al the acute phase response after bisphosphonate administration .calcify Tisssue Int1987;41:326-331.

70. Binderman, Yaffe A. Eficácia da administração local de alendronato na redução da perda óssea alveolar após cirurgia periodontal em ratos. J Periodontol 2000;71;1236-1240.

71. Nakaya H, Osawa; Effect of bisphoshonates on matrix metallopotienase enzyme in human periodontal ligament cells, J Periodontol 2004;71:1158.

72. Carter JG, Goss AN, Doecke C ; Bisfosfonatos e necrose avascular do maxilar: uma possível associação , Med J Aug 182;8:413.

73. Kostenuik P,ShahalhoubV.Osteoprotegerina: A physiological and

74. Inibidores farmacológicos da reabsorção óssea. Curr Pharm Dec 2001; 7:613635.

75. Gowen M, Nedwin GE, Mundy GR. Preferential inhibition of cytokine-stimulated bone resorption by interferon gamma. J Bone Miner Res 19886;1:469-474.

76. Altkorn D , Vokes T. Tratamento da osteoporose pós-menopausa. JAMA 2001;285:1415-1418.

77. Rodan GA, Martin TJ. Abordagens terapêuticas das doenças ósseas. Science 2000;289:1508-1514.

78. Serhan, C. N., Maddox, J. F., Petasis, N. A., Akritopoulou-Zanze, I., Papayianni, A., Brady, H. R., Colgan, S. P. & Madara, J. L. Design of lipoxin A4 stable analogs that block transmigration and adhesion of human neutrophils. Biochemistry 1995; 34, 14609-14615.

79. Takano, T., Fiore, S., Maddox, J. F., Brady, H. R., Petasis, N. A. & Serhan, C. N. A 15-epi-lipoxina A4 (LXA4) desencadeada pela aspirina e os análogos estáveis da LXA4 são inibidores potentes da inflamação aguda: evidência de receptores anti-inflamatórios. Journal of Experimental Medicine 1997;185:1693-1704.

80. Claria & Serhan. A aspirina desencadeia eicosanóides bioactivos anteriormente

não descritos pela interação entre células endoteliais humanas e leucócitos. Actas da Academia Nacional de Ciências dos EUA 1995;92:9475-9479.

81. Kantarci & Van Dyke. Lesão tecidular mediada por neutrófilos na patogénese da doença periodontal; resultados da periodontite agressiva localizada .journal of periodontology 2003;74:66-75.

82. Van Dyke & Serhan. Redução da inflamação e dos danos nos tecidos em coelhos transgénicos com sobre-expressão de 15-lipoxigenase e mediadores anti-inflamatórios endógenos. Journal of Immunology 2003; 171:6856-6865.

83. Pouliot & Serhan. Lipoxin -A4 e aspirina desencadeada 15 epi- LXA4 inibem o fator de necrose tumoral - alfa - iniciando a resposta e o tráfico de neutrófilos; novos reguladores de um eixo citocina-quimiocina relevante para a doença periodontal. Journal of periodontal research 1999; 34:370- 373.

84. Pouliot et al. Lipoxin A4 analogues inhibit leukocyte recruitment by Porphyromonas gingivalis; a role for cyclooxygenase-2 and lipoxins in periodontal disease. Biochemistry 2000;39:4761-4768.

85. Pouliot e Kantarci et al. 2003. Lipoxina na inflamação crónica . revisão crítica em biologia oral e medicina oral 2003;14:4-12

86. Salvi GE, Lang NP. Modulação da resposta do hospedeiro no tratamento da doença periodontal. J Clinical Periodontal 2005;32(suppl.6):108-129.

87. Brennan, P. A., Thomas, G. J. & Langdon, J. D. The role of nitric oxide in oral diseases (O papel do óxido nítrico nas doenças orais). Archives of Oral Biology 2003;48:93-100.

88. Boughton-Smith, N. K., Evans, S. M., Hawkey, C. J., Cole, A. T., Balsitis, M., Whittle, B. J. & Moncada, S. Nitric oxide synthase activity in ulcerative colitis and Crohn's disease. Lancet 1993;342:338-340.

89. Zingarelli, B., Southan, G. J., Gilad, E., O'Connor, M., Salzman, A. L. & Szabo, C. The inhibitory effects of mercaptoalkylguanidines on cyclooxygenase activity. British Journal of Pharmacology1997;120 : 357-366.

90. Lohinai Z, Benedek P, Feher E, Gyorfi A, Rosivall L, Fazekas A, Salzman AL, Szabo C. Efeitos protectores da mercaptoetilguanidina, um inibidor seletivo da óxido nítrico sintase induzível, na periodontite induzida por ligadura no rato.Br J Pharmacol 1998;123:353-360.

91. Lohinai Z, Benedek P, Feher E, Gyorfi A, Rosivall L, Fazekas A, Salzman AL, Szabo C.Evidência da formação de espécies reactivas no tecido da mucosa gengival.J ournal of dental research 2001;80:470-475

92. Lohinai Z, Benedek P, Feher E, Gyorfi A, Rosivall L, Fazekas A, Salzman AL,

Szabo C. O papel da ativação da enzima nuclear polimerase na patogenia da periodontite. Journal of dental research 2003;82:987-992.

93. Leitao RF, Ribeiro RA, Chaves HV et al. A inibição da óxido nítrico sintase previne a reabsorção óssea alveolar na periodontite experimental em ratos. J Periodontal 2005;76:956-63.

94. Southan GJ, Zingarelli B, O'Connor M, Salzman AL, Szabo C. Rearranjo espontâneo de aminoalquilisotioureias em mercaptoalquilguanidinas, uma nova classe de inibidores da óxido nítrico sintase com seletividade para a isoforma induzível. Br J Pharmacol 1996;117:619-632.

95. Thomas CM, Versalovic J. Probiotics-host communication: Modulation of signaling pathways in the intestine. Gut Microbes. 2010;1:148-63.

96. Teughels W, Loozen G, Quirynen M. Os probióticos oferecem oportunidades para manipular a microbiota oral periodontal. J Clin Periodontol. 2011;38:159-77.

97. Hajishengallis G. Toll gates to periodontal host modulation and vaccine therapy. Periodontol 2000. 2009;51:181-207.

98. Yokoyama K, Sugano N, Shimada T, Shofiqur RA, Ibrahim el-SM, Isoda R, et al. Efeitos do anticorpo de gema de ovo contra as gingipainas de *Porphyromonas gingivalis* em pacientes com periodontite. J Oral Sci. 2007; 49:201-206.

99. Choi J, Borrello MA, Smith E, Cutler CW, Sojar H, Zauderer M. A pré-exposição de ratinhos a *Fusobacterium nucleatum* modula a resposta do hospedeiro a *Porphyromonas gingivalis*. Oral Microbiol Immunol. 2001;16:338-44.

100. Reddy S, Kaul S, Asutkar H, Bhowmik N, Amudha Host modulation in periodontics. e-Journal of Dentistry. 2011;1:51-62.

101. La VD, Howell AB, Grenier D. As proantocianidinas de arando inibem a produção e a atividade das MMP. J Dent Res. 2009; 88:627-32.

102. Bodet C, Chandad F, Grenier D. Os componentes do arando inibem a produção de interleucina-6, interleucina-8 e prostaglandina E por fibroblastos gengivais activados por lipopolissacarídeos. Eur J Oral Sci. 2007;115:64-70.

103. Kesavalu L, Bakthavatchalu V, Rahman MM, Su J, Raghu B, Dawson D, Fernandes G, Ebersole JL. O ácido gordo ómega 3 regula a expressão do ARN mensageiro de citocinas e mediadores inflamatórios na doença periodontal experimental induzida por Porphyromonas gingivalis. Oral Microbiol Immunol 2007;22: 232-239.

104. Venezia E, Goldstein M, Boyan BD, Schwartz Z. O uso da matriz do esmalte derivado no tratamento de defeitos periodontais: A literature review and metaanalysis. Crit Rev Oral Biol Med. 2004; 15:382-402.

105. Hammarstrom L, Heijl L, Gestrelius S. Regeneração periodontal num modelo de deiscência bucal em macacos após a aplicação de proteínas da matriz do esmalte. J Clin Periodontol. 1997 ; 24:669-77.

106. Hammarstrom L. Matriz do esmalte, desenvolvimento e regeneração do cemento. J Clin Periodontol. 1997 ; 24:658-68.

107. Heijl L, Heden G, Svardstrom G, Ostgren A. Derivado da matriz do esmalte (Emdogain) no tratamento de defeitos periodontais intra-ósseos. J Clin Periodontol. 1997;24:705-14.

108. Lyngstadaas SP, Wohlfahrt JC, Brookes SJ, Paine ML, Snead ML, Reseland JE. Proteínas da matriz do esmalte; moléculas antigas para novas aplicações. Orthod Craniofac Res. 2009;12:243-53.

109. Urist MR, Strates BS. O clássico: Proteína Morfogenética Óssea. Clin Orthop Relat Res. 2009; 467:3051-62.

110. Chen FM, An Y, Zhang R, Zhang M. New insights into and novel applications of release technology for periodontal reconstructive therapies. J Control Release. 2011;149:92- 110.

111. Gupta S, Mahendra A. Gene therapy with growth factors for periodontal tissue engineering-A review. Med Oral Patol Oral Cir Bucal. 2012;17:301-10.

112. Nevins M, Giannobile WV, McGuire MK, Kao RT, Mellonig JT, Hinrichs JE, et al. O fator de crescimento derivado das plaquetas (rhPDGF-BB) estimula o preenchimento ósseo e a taxa de aumento do nível de inserção, resultados de um grande ensaio multicêntrico controlado e aleatório. J Periodontol. 2005; 76:2205-15.

113. Alpdogan Kantarci, Hatice Hasturk & Thomas E. van Dyke. Resolução da inflamação mediada pelo hospedeiro nas doenças periodontais. Periodontologia 2000, 2006; Vol. 40:144-163

114. Martuscelli, G., Fiorellini, J. P., Crohin, C. C. & Howell, T. H. The effect of interleukin- 11 on the progression of ligature-induced periodontal disease in the beagle dog. Journal of Periodontology2000; 71:573-578.

115. Keith L. Kirkwood, Joni A. Cirelli, Jill E. Rogers & William V. Giannobile Novas abordagens terapêuticas da resposta do hospedeiro para tratar doenças periodontais. Periodontologia 2000.2007;Vol. 43:294-315.

116. Lima V, Brito GAC, Cunha FQ, Rebouc, as CG, Falca'o BAA, Augusto RF,

Souza MLP, Leita'o BT, Ribeiro RA. Efeitos dos inibidores do fator de necrose tumoral - a pentoxifilina e talidomida na mucosite oral experimental de curta duração em hamsters. Eur J Oral Sci 2005;113 : 210-217.

117. Lima V, Brito GAC, Cunha FQ, Rebouc, as CG, Falca'o BAA, Augusto RF, Souza MLP, Leita'o BT, Ribeiro RA. Efeitos dos inibidores do fator de necrose tumoral-a pentoxifilina e talidomida na mucosite oral experimental de curta duração em hamsters. Eur J Oral Sci 2005;113 : 210-217

118. Mitsuta T, Horiuchi H, Shinoda H. Efeitos da administração tópica de clodronato na reabsorção óssea alveolar em ratos com periodontite experimental. J Periodontol. 2002;73:479-86.

119. Mainnemare A, Megarbane B, Soueidan A, Daniel A, Chapple IL. Hypochlorous Acid and Taurine-N-Monochloramine in Periodontal Diseases (Ácido Hipocloroso e Taurina-N-Monocloramina nas Doenças Periodontais). J Dent Res. 2004;83:823-31.

120. Lorenz K, Mayer D, Bruhn G, Noack B, Brecx M, Heumann C, et al. Effect of N-chlorotaurine mouth rinses on plaque regrowth and plaque vitality. Clin Oral Investig. 2009;13:9-14.

121. Hasturk H, Kantarci A, Ebrahimi N, Andry C, Holick M, Jones VL, et al. O antagonista H2 tópico previne a periodontite num modelo de coelho. Infect Immun. 2006;74:2402-14.

122. Souza JA, Rossa C, Jr, Garlet GP, Nogueira AV, Cirelli JA. Modulação das vias de sinalização de células hospedeiras como abordagem terapêutica na doença periodontal. J Appl Oral Sci. 2012; 20:128-138.

123. De Souza JA, Nogueira AV, de Souza PP, Cirelli JA, Garlet GP, Rossa C., Jr Expressão do supressor de sinalização de citocinas 1 e 3 na periodontite induzida por ligadura em ratos. Arch Oral Biol. 2011; 56:1120- 8.

124. Lima V, Vidal FD, Rocha FA, Brito GA, Ribeiro RA. Efeitos dos inibidores do fator de necrose tumoral alfa (pentoxifilina e talidomida) na perda óssea alveolar na doença periodontal experimental de curta duração em ratos. J Periodontol. 2004;75:162-8.

125. Cochran DL. Inflamação e perda óssea na doença periodontal. J Periodontol. 2008;79:1569-76.

126. Bartold PM, Cantley MD, Haynes DR. Mechanisms and control of pathologic bone loss in periodontitis (Mecanismos e controlo da perda óssea patológica na periodontite). Periodontol 2000. 2010;53:55-69.

127. Jin Q, Cirelli JA, Park CH, Sugai JV, Taba M, Jr, Kostenuik PJ. et al. A inibição de RANKL através da osteoprotegerina bloqueia a perda óssea na periodontite experimental. J Periodontol. 2007; 78:1300-8.

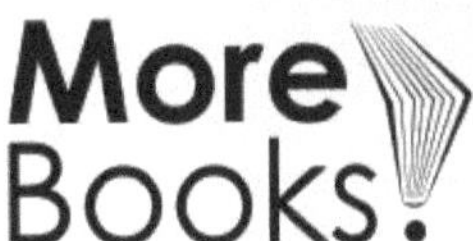

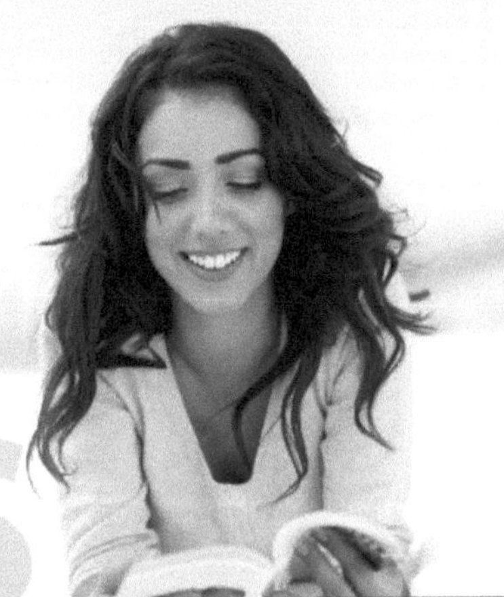

yes
I want morebooks!

Buy your books fast and straightforward online - at one of world's fastest growing online book stores! Environmentally sound due to Print-on-Demand technologies.

Buy your books online at
www.morebooks.shop

Compre os seus livros mais rápido e diretamente na internet, em uma das livrarias on-line com o maior crescimento no mundo! Produção que protege o meio ambiente através das tecnologias de impressão sob demanda.

Compre os seus livros on-line em
www.morebooks.shop

info@omniscriptum.com
www.omniscriptum.com

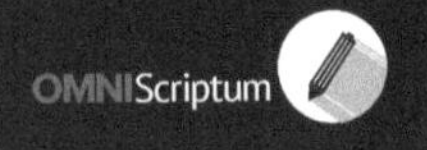

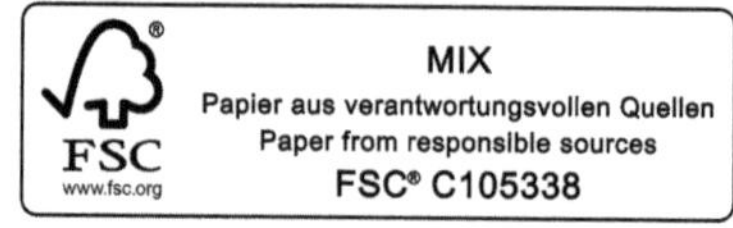

Printed by Books on Demand GmbH, Norderstedt / Germany